AF194803

Dieses Buch habe ich für meinen Sohn und meinen Mann geschrieben, die mir sehr viel Halt und Sinn in meinem Leben geben.

Die Namen der im Buch beschriebenen Personen, die nicht zur Familie und zum Freundeskreis gehören, wurden geändert.

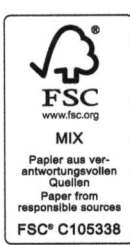
© 2022, Petra Ossig-Baumann
Herstellung und Verlag:
BoD – Books on Demand, Norderstedt
ISBN: 9783756225316

Wer bin ich

Das ist schon fast eine philosophische Frage. Wer bin ich.
Ich bin Petra, 3. Tochter meiner Eltern. Aufgewachsen in total normalen Verhältnissen. Wie es in den 60er und 70er-Jahren üblich war. 3-Zimmer-Werks-Wohnung. Zu dritt in einem Zimmer, mit Stockbett und tatsächlich allem was man braucht. Als wir älter wurden, hat unser Vater einen Teil von seinem wertvollen Keller geopfert, einen Hobbyraum installiert, damit wir uns auch mal mit Freunden treffen konnten, ohne immer die kleine Schwester dabei haben zu müssen, was in dem Fall ich war. Ein Rückzugsort im Keller, das war gut. Und hat uns ermöglicht, die ganze Enge leben zu können, zu fünft auf 64 m².

Wenn ich zurückdenke, da fehlte mir nichts. Für mich war dann eher das Gegenteil fremd, allein zu sein. Eine sehr gruselige Vorstellung, vor allem weil damals zum Fernseh-Abendprogramm routinemäßig Aktenzeichen XY gehört hat. Egal, ob die Jüngste damals erst 8 Jahre alt war. So ischs halt, s`Läba.

Und je älter wir wurden, war es auch ganz normal, dass wir tagsüber mal für ein paar Stunden allein waren. Die Älteste von uns, meine Schwester Christine, war da bereits mit Freundinnen unterwegs, mein Vater arbeiten, meine Mutter einkaufen...

So kam es, dass ich ab uns zu mit meiner Schwester Gaby allein in der Wohnung war. Zu zweit ist zu zweit, das ist gut, dann brauchte ich keine Angst zu

3

haben. Es war Sommer und wir haben uns überlegt, ob wir zum Spielen rausgehen. Ich sagte ihr: „Ich geh noch kurz auf die Toilette, dann können wir rausgehen." Sobald ich die Toilettentüre hinter mit geschlossen hatte, rief sie vom Flur: „Ich geh dann schon mal vor."

Peng, Wohnungstüre fiel ins Schloss.

Toll. Ich alter Angsthase wusste, jetzt bin ich allein in der Wohnung. Zum Glück saß ich schon auf der Toilette. Ich wusste, es wird ein Spießrutenlauf, raus aus dem Bad, den Flur entlang hechten, Wohnungstüre auf, Treppen runter, damit ich wieder bei meiner „großen" Schwester und in Sicherheit bin. Ich habe dann meinen ganzen Mut zusammengenommen, habe die Badezimmertüre geöffnet...

Da stand jemand. Direkt vor der Tür.

Mit einer Seidenstrumpfhose über dem Kopf. Genau wie bei Aktenzeichen XY, wenn eine Bank überfallen wird.

Vor Schreck war ich wie gelähmt und konnte in meiner Verzweiflung nur noch „GABY" rufen.

Komisch, warum kichert es unter der Stumpfhose? Dann hat es mir gedämmert. Auch meine Schwester hat Aktenzeichen XY regelmäßig geschaut. Sie wusste, dass meine Mutter immer eine Seidenstrumpfhose an der Garderobe liegen hatte.

Sie wusste, dass ich furchtbare Angst allein in der Wohnung habe.

Neidlos musste ich anerkennen: Sie hatte die Situation voll für sich genutzt.

Ich habe mich in Grund und Boden geschämt, dass ich in meiner Angst auch noch nach genau ihr, der Aktenzeichen-XY-Ausnützerin, gerufen habe.

So kann man wirklich sagen, die Kleinste in der Familie zu sein, hat nicht nur Vorteile. Aber insgesamt gesehen, war ich mit meiner Position in der Familie sehr zufrieden.

Die Kindergartenzeit, mit meiner Freundin Anny, ist mir in sehr wertvoller Erinnerung. Ich war damals überzeugt: Wir heiraten später. Damals war mir noch nicht klar, dass geht gar nicht. Bis ich gelernt habe, das geht gar nicht, habe ich dazu gelernt: Das geht doch. Aber bis dahin war es ein weiter Weg und ich habe dann später auch andere Sachen über mich gelernt, wo ich das Interesse, meine Kindergartenfreundin zu heiraten, nicht mehr wirklich vorangetrieben hätte. Konntet ihr mir folgen? 😊

Der Kindergarten war eine schöne Zeit, da ich trotz meiner extremen Schüchternheit gut eingebunden wurde, Freundschaften geknüpft habe, das Leben draußen beschnuppern konnte und den sicheren Hafen meines zu Hauses immer nur für kurze Zeit verlassen musste.

Der Wechsel in die Grundschule hat bedeutet, dass der Weg morgens etwas länger wurde, meine Freundin aber weiterhin fester Bestandteil war.

Mathe war mein Ding. In meinen Zeugnissen der ersten Jahre stand immer: Petra ist der Klasse in Mathe voraus. Aber Deutsch...

Wenn es damals schon die Einstufung in die Legasthenie gegeben hätte, wäre ich vermutlich in die Lehrbücher der Pädagogen aufgenommen worden, als Vorzeigefall. Diese Schwäche begleitet mich bis heute, tangiert mich aber nicht wirklich, da heute das Rechtsschreibprogramm die Schwäche ausgleicht und ich der Meinung bin: Eine Schwäche ist eine Schwäche, ist ok und gehört zu mir.

Mein Leben

Somit habe ich die Grundschule mit der Empfehlung für die Hauptschule abgeschlossen und nach einem Jahr Hauptschule habe ich die Aufnahmeprüfung für die Realschule bestanden. Auch auf der Realschule hat sich an der Schwäche nichts verändert. Die Deutschnote konnte ich immer irgendwie retten, indem meine Aufsätze ganz gut waren. Diktate waren bis zum Schluss Stolpersteine. Mathe, Bio, Erdkunde, ja, das waren interessante Fächer.

Aus meiner Sicht kam die Frage der Berufswahl etwas früh an mich als jungen Menschen heran. Die Schulen heute, gestalten dies viel praxisnaher. Es werden Praktika angeboten. Die Jugendlichen können sich ausprobieren und in verschiedene Bereiche reinschnuppern. Eine große Bereicherung. Seinerzeit wurde überlegt: Wenn du aufs Büro gehst, kannst Du später, wenn die Kinder da sind, auch gut Teilzeit arbeiten.

Da ich bis dahin immer noch in meiner Schüchternheit versunken war, habe ich mir selbst keine Gedanken darüber gemacht und habe mich für eine Ausbildung zu Stenokontoristin beworben.

Ja, ihr habt richtig gelesen. Ich, die von der ersten Klasse an Probleme mit der Rechtschreibung hatte, wird Sekretärin. Was guckt ihr so?

Heute würde man sagen: Finde den Fehler.

Zu meiner Überraschung verlief die Ausbildung sehr gut. Schreibmaschine schreiben (für die Jüngeren unter euch: Eine Schreibmaschine ist ein Gerät, in welches man ein leeres DIN-A4-Blatt eingespannt hat, auf eine Walze, dann wurden die Buchstaben-Tasten angeschlagen, wie heute auf der Tastatur am PC, welche dann einen Anschlag des Buchstaben auf ein Farbband verursacht hat, welches zwischen Buchstaben und Papier war, und dieser Anschlag hat dann den Buchstaben aufgrund der Farbe des Farbbandes auf dem Papier hinterlassen. In meiner Anfangszeit war diese Maschine noch mechanisch, später elektrisch, noch später mit Korrekturtaste, noch später mit Speicher, bis wir dann beim PC gelandet sind.) also, Schreibmaschine schreiben hat mir trotz meiner Schwäche bereits sehr früh Spaß gemacht, so dass ich mir schon als junges Mädchen eine Schreibmaschine gewünscht hatte und mir bereits sehr früh das 10-Finger-System angeeignet habe. Somit war der ergriffene Berufsweg doch nicht nur falsch.

Wir waren ein guter „Haufen" junger Frauen, die diese Ausbildung absolvierten. Mit einigen hat sich eine Freundschaft entwickelt, so dass wir zusammen im Urlaub anfingen in die große weite Welt rauszugehen. Die erste große Reise ging mit dem Zug nach Spanien. Zum Frühstück stand dann der Martini auf dem Tisch. Die Nächte wurden nicht mit schlafen vertan und morgens gingen wir zum Sonnenaufgang an den Strand.

Dort mussten wir lernen, dass wenn man auf der Klippe sitzt, aufs Meer rausschaut, auch wenn man lange rausschaut und es langsam bereits hell wird, es nicht automatisch heißt, dass die Sonne immer über dem Meer aufgeht. Es lohnt sich dann auch mal der Blick nach hinten.

Habe ich vorhin irgendwas gesagt, dass Erdkunde eines meiner Lieblingsfächer war?

Als die Ausbildung fertig war, wurde ich intern weitervermittelt, an einen Arbeitsplatz, dem ich noch nicht gewachsen war. Ich saß zusammen mit zwei Freundinnen in einem Büro. Ich habe da keinen Fuß auf den Boden bekommen, fühlte mich unsicher, machte dadurch viele Fehler, was sich schließlich verselbständigte. Ich wurde sogar ziemlich krank.

Für mein hart verdientes Geld habe ich mir unnötige Sachen gekauft, um mich selbst bei Laune zu halten.

Zum Glück habe ich, trotz meines zarten Alters von 20 Jahren, diesen Zusammenhang erkannt. Ich denke, viele Menschen verbringen einen Großteil ihres Lebens in diesem Zustand (unglücklich Geld verdienen, unnötige Sachen anschaffen, kurz freuen, unglücklich Geld verdienen, unnötige Sachen anschaffen, kurz freuen...).

Ich wollte das nicht. Geld ist schön zu haben, aber nicht alles. Somit habe ich nochmal einen Gang zurück geschaltet, habe mich bei unserem bekanntesten Friseur am Ort beworben und gesagt: „Ich möchte gerne eine Lehre bei Ihnen machen. Und zwar nur bei Ihnen. Wenn Sie dieses Jahr keinen Platz mehr haben, dann warte ich nochmal und komme nächstes Jahr wieder."

Dies hat ihn vermutlich beeindruckt. Und mich selbst auch, da ich dachte, wo ist bitte meine mir eigene Schüchternheit.

Im gleichen Jahr durfte ich bei ihm die Lehre zur Friseurin beginnen. Das war spannend. Da konnte man nicht das Blatt aus der Schreibmaschine nehmen und nochmal anfangen, wenn was falsch lief. Wenn die Haare ab waren, waren sie ab. Eine interessante Erkenntnis die sich recht schnell eingestellt hatte. Für mich, aber auch für meine Mutter, die sich als Modell zur Verfügung gestellt hatte. Ich vermute, sie hätte sich gewünscht, ein neues Blatt einspannen zu können…

Nach knapp einem Jahr hat sich dann leider eine Allergie an den Händen entwickelt, gegen die Chemikalien, so dass ich die Lehre abbrechen musste.

Ein neuer Bürojob war schnell gefunden. Einer, der auch sehr viel Freude gemacht hat. Abrechnung der Verkaufsfahrer von Blumen. Hier war fast nur die Rechenmaschine mein Arbeitsgerät und die habe ich geliebt. Das Völkchen der Verkaufsfahrer war genau mein Ding. Wir hatten sehr viel Spaß, nette Begegnungen und immer einen flotten Spruch auf den Lippen. Es haben sich Freundschaften entwickelt, die lange über die Zeit des dort arbeiten gehalten haben, aber auch einen dramatischen Verlauf genommen haben. Dies aber später.

Nach knapp drei Jahren habe ich mich neu orientiert, habe in den Schrauben-Großhandel gewechselt. Kunden am Telefon ihre Bestellung abgenommen und immer mehr auch Beratungen durchgeführt. In dieser Zeit kam mehr und mehr mein Freiheitswunsch durch. Rausgehen in die Welt. Länder entdecken.

Der erste Asien-Urlaub war 1989. Geplant hatten wir China. Reiserouten waren schon rausgesucht, genaue Vorstellungen der Gebiete, die wir besuchen wollten. Der Rucksack war mehr oder weniger schon gepackt, als die Nachrichten voll waren mit dem Massaker an den Studenten auf dem Platz des Himmlischen Frieden.

Daraufhin war klar: Nein, dieses Land bereisen wir nicht. Selbst wenn es erlaubt wäre, das Gewissen sagt nein.

Die Flüge konnten ohne Probleme umgebucht werden. Unser neues Ziel hieß Malaysia. Für die Vorbereitungen blieb nun natürlich nicht mehr viel Zeit, somit war es mehr „learning by doing". Ich hatte keinerlei Erfahrung. Was kommt in den Rucksack rein? Was bleibt zu Hause? Wo fangen wir an, wo endet die Reise? Zum Glück waren wir fünf Personen und von den fünf hatten bereits vier etwas Erfahrung mit Rucksackreisen.

Es wurde eine interessante Erfahrung. Auf dieser Reise habe ich meine Freude an der Schwarz-Weiß-Fotografie entdeckt. Meine Bilder später zu Hause in

11

der abgedunkelten Küche selbst entwickelt. Das war toll. Mitzuerleben, wie nach und nach das Bild auftaucht.

Wir haben die Reise ganz im Osten von Ost-Malaysia begonnen. Waren am Mt. Kinabalu. Haben eine Orang-Utan-Auswilderungsfarm besucht, sind auf einheimische Märkte zum Essen gegangen, haben die exotischen Gerüche genossen, einige Fettnäpfchen getroffen, nette Bekanntschaften geknüpft.

In Bahnhöfen auf Bänken geschlafen, uns von der Polizei zu einem aus dem veralteten Reiseführer genannten Hotel fahren lassen, haben uns noch gewundert, dass die Polizei die genannte Adresse mit Skepsis aufgenommen hat, um dann vor Ort festzustellen, dass das ehemalige Hotel zwischenzeitlich ein Bordell war.

Obwohl dieser Urlaub im Großen und Ganzen eher chaotisch verlief, hat er meine Reiselust nicht gedämpft, sondern angefacht. Und für mich stand fest, vier Wochen Jahresurlaub reicht nicht aus, diese Reiselust zufrieden zu stellen. Mein Wunsch war einfach mal zu gehen. Ohne zu einem bestimmten Termin zurück sein zu müssen. Angepeilt wurde die Planung auf ein Jahr.

Somit ging es in die Vorbereitung. Mietvertrag der Wohnung kündigen. Alles einlagern, was ich später evtl. wieder benötige. Geld nicht ausgeben, sondern schön für die Reise auf die Seite legen, sich um die Krankenversicherung kümmern, in Austausch gehen, mit erfahrenen Traveller und natürlich zu guter Letzt die Arbeitsstelle, die das nötige Geld erbracht hat, kündigen. Ab dem Zeitpunkt ist der Spieß rumgedreht und das Ersparte geht wieder in die andere Richtung.

1990 konnten wir so eine Planung tatsächlich mit 10.000 DM umsetzen. Dies beinhaltete die Flüge, die Anwartschaftsversicherung, so dass uns die Krankenversicherung in Deutschland wieder aufgenommen hätte, wären wir krank zurückgekommen, die Auslandskrankenversicherung, welche bei der Dauer einer einjährigen Reise tageweise berechnet wird, die Unterkünfte und natürlich das superleckere Essen.

Klar, damals waren 10.000 DM viel Geld und wir mussten schon eine Weile dafür sparen, aber das Ziel war bei weitem nicht unerreichbar.

Im Oktober 1990 ging es dann los. Nepal war die erste Anlaufstelle, gefolgt von Indien.

Indien war für mich am eindrücklichsten, am gegensätzlichsten. Allein in Indien verbrachten wir vier Monate. Bereisten dieses wuselige Land vom Norden bis ganz in den Süden. Absolvierten viele Nachtfahren in öffentlichen Bussen, neben Betelnuss-Kauenden-Inder. Zur Unterhaltung wurde seinerzeit bereits vorne, über den oberhalb des Fahrers angebrachten Fernseher Videos von Bollywood-Produktionen gezeigt, wobei 30-minütige Kampfszenen, bei denen die Schauspieler über einen Wasserfall hinabfallend mit dramatischer

Musik, keine Seltenheit waren. Und das ganze in einer Lautstärke, dass mein mitgebrachter Walkman auf voller Lautstärke keine Chance hatte, Bollywood zu übertönen. Noch Jahre später habe ich von diesen Nachtfahrten durch Indien geträumt. Und dies waren keine angenehmen Träume.

Die Bauwerke in Indien sind für mich unvergleichlich. Ein Reichtum an Kultur und Vielfältigkeit. Allerdings war Indien 1990 noch ein sehr anstrengendes Land zu bereisen. Nach vier Monaten kam dann die Ausreise über Singapore.

Ein Schock.

Keine versehentliche Berührung im Bus. Kein Gespräch. Kein Blickkontakt.

Auf öffentliche Toiletten der Warnhinweise per angebrachtem Schild: Wer vergisst die Spülung zu betätigen muss mit 500 Singapore-Dollar Strafe rechnen.

Ich fragte mich: Woher wissen die, ob ich gespült habe oder nicht.

Ich habe mir dann aber selbst nicht erlaubt, weiter darüber nachzudenken.

Die Stadt war fantastisch. Damals gab es noch viele der alten Viertel. Mit Essensmärkten aus aller Welt. Alte Gebäude, eingebettet in hochmoderne Hochhäuser. Bankenviertel, die sich selbst gegenseitig versucht haben zu übertrumpfen.

Gegensätzlicher konnte ein Stadtstaat auf so engem Raum nicht sein.

Im weiteren Verlauf traf ich dann „Meine große Liebe".

Indonesien

Bis heute schlägt mein Herz für dieses Land. Hier war für mich echte Wärme. Ob es gezeigt wurde, dass immer eine Thermoskanne Tee vor der Tür der Unterkunft stand. Oder dass hier Männer und Frauen ganz offen miteinander scherzen durften/konnten. Dieses Land, mit seinen unzähligen Inseln und Inselchen, war für mich eine Offenbarung. Ich liebte schon im Erdkundeunterricht das Thema Vulkane. Ich hätte nie gedacht, dass ich jemals selbst an einem stehen würde.

Das war mein Erlebnis, mein Erwachen. Ja, wenn man seinen Fuß vor die Türe setzt, geht es weg von der Theorie, rein in die Praxis, ins Erleben.

Ich habe bis heute noch keinen Menschen in Indonesien getroffen, den ich nicht schön finde. Diese Menschen haben bei mir im Innersten etwas angerührt und selbst in der „alten Oma", die im Affenwald Bananen verkauft, Rastalocken bis über den Po hat, abends vom Enkel auf dem Moped abgeholt wird, sehe ich einen wunderschönen Menschen. Es ist, als wäre in diesem Land mit meinen Augen etwas passiert. Sie haben jeden Filter verloren.

Somit wundert es mich auch nicht, dass ich dann dort dem zukünftigen Vater meines Sohnes buchstäblich vor die Füße gefallen bin.

Wir hatten bereits Java, Bali, Lombok, Sumbawa, Sumba durchquert und waren auf dem Weg nach

Flores. Hier wurden wir beim Ankommen mit der Fähre gleich „entführt". Uns wurde versichert: „Ganz tolle neue Unterkünfte, steigt ein in unser Boot, wir bringen euch hin."

Tja, die Unterkünfte wären dann auch großartig gewesen, wenn sie fertig gewesen wären. Sprich Boden und Dach war da. Aber das Ganze war etwas einsehbar, da von vier Wänden noch genau vier fehlten.

Weiterziehen war keine Option, da es bereits abends war, dorthin konnte man nur mit dem Boot, somit auch nur wieder weg mit dem Boot und dann natürlich die Frage, wohin überhaupt. Somit haben wir unsere luftige Hütte bezogen, unsere Moskitozelte aufgebaut und haben zur eigenen Überraschung sehr gut geschlafen, so dass wir, als am nächsten Tag ein fertiger Bungalow frei wurde, ernsthaft überlegt haben, nicht umzuziehen.

Aber beim Europäer siegt die Vernunft.

Dieser Ort hat sich dann als für mich wegweisend erwiesen. Es waren außer uns nur noch Australier da, die ein Englisch sprachen, welches beim besten Willen nicht zu verstehen war. Wobei ich auch zugeben muss, dass mein Englisch zu der Zeit sehr dürftig war.

(Als kurzes Beispiel, wie mein Englisch seinerzeit war:

17

Als in Indien ein Fahrer sein Auto abgestellt hat und vergaß sein Licht auszuschalten, habe ich ihn, als er sich von seinem Auto entfernte, angesprochen mit dem Satz:

Your light is burning!

Ihr hättet mal sehen sollen, wie schnell er zurückgerannt ist.

Oder, ein andermal wollte ich die Busfahrkarten für eine längere Busfahrt durch Indien kaufen. Mein Anliegen war drei Fahrkarten vorne im Bus zu erwerben, da es hinten immer sehr unangenehm schaukelt und es einem meistens übel wird.

Somit bestellte ich beim Ticketverkäufer:

„Three ticket in front of the bus."

Ich glaube, der lacht heute noch.)

Und die Australier hatten im Gegenzug keine wirklich hohe Meinung von uns Deutschen.

Tags darauf wollte ich meine wenigen Klamotten am Süßwasser-Brunnen, welcher ca. 500 Meter inlandig im Dschungel lag, waschen. Ich hatte also einen Arm voller schmutziger Kleidung, träumte vor mich hin und bei der letzten Biegung blieb ich mit meinem Badeschlappen an einer Wurzel hängen, sauste um die Ecke, konnte mich mit Müh und Not auf den Beinen halten, um dann vor einem grinsenden

Australier zu laden, der gerade Siesta auf dem Brunnen hielt.

Na danke.

Innerhalb kurzer Zeit stellte ich fest, dass wenn der Australier sich Mühe gibt, konnte man das Englisch tatsächlich einigermaßen verstehen. Anderseits stellte der Australier fest, wenn man sich auf ein Gespräch mit einer Deutschen einlässt, sind die gar nicht so arrogant.

Kurzum, wir stellten schnell fest, da hat jemand an unsichtbaren Strippen gezogen, damit Petra aus Deutschland auf Ken von Australien auf der Insel Flores mitten im Dschungel am Süßwasserbrunnen aufeinandertreffen und dies auch noch am Geburtstag von Ken.

Wir dachten dann beide schnell: OK Schicksal, wir haben verstanden, wir fügen uns. Und waren ab dem Moment für den Rest seines Urlaubs nicht mehr zu trennen. Dieser Rest ging allerdings leider nicht mehr sehr lange und somit musste ich ihn dem Flieger übergeben, der ihn zurück nach Darwin brachte, nachdem wir noch zusammen bei den Riesenwaranen auf Komodo waren.

Hier hätten wir dann entscheiden können zu sagen: Danke, war eine schöne Begegnung. Es hat uns beide gelehrt, dass Vorurteile wirklich hirnrissig sind. Hinschauen und selbst wahrnehmen, dann hält kein Vorurteil durch.

Aber das konnten wir nicht. Ich habe dann schnell meine Reiseroute angepasst und nun stand plötzlich Australien auf meinem Plan.

Um dies alles umzusetzen, musste ich in Bali alle Formalitäten hinter mich bringen. Lernte unterwegs noch nette Reisebegleiter kennen, mit denen ich eine schöne Zeit verbrachte. Traf einen weiteren wichtigen Menschen, der in einem der Unterkünfte arbeitete, in welchem ich gewohnt habe. Gusti Ngurah Arnawa. Er hatte seinerzeit eine deutsche Freundin und war mehr oder weniger kurz vor dem Abflug nach Deutschland.

In Deutschland besuchte er meine Familie. Es war ein schöner Gruß, gebracht, von einem Indonesier, aus der großen weiten Welt.

In einer Zeit, wo wir tatsächlich noch postlagernd Briefe schrieben. In jeder großen Stadt sind wir sofort ins GPO (General-Post-Office) und haben unter unserem Anfangsbuchstaben vom Namen geschaut, ob Briefe aus der Heimat auf uns warteten. Hier habe ich auch zum ersten Mal Bilder von meiner neuen Nichte und meinem neuen Neffen erhalten. Beide meiner Schwestern wurden in der Zeit meiner Reise Mutter.

Wenn wir dies mit der heutigen Zeit vergleichen, ist dieser technische Fortschritt der letzten 30 Jahre fast nicht zu glauben. Heute wären wir in Indonesien vermutlich über das Handy mit im Kreissaal und würden die Kleinen gleich per Videoschaltung begrüßen können.

Dies als kurzer Ausflug, welchen Unterschied die Technik allein auf Reisen für uns gebracht hat.

In der Zeit, als Gusti in Deutschland war, habe ich den großen Schritt gewagt und bin zu Ken nach Darwin geflogen.

Unterwegs dachte ich noch, was, wenn er es gar nicht ernst gemeint hat. Wenn er einfach nicht am Flughafen erscheint? Dann steh ich da und guck blöd aus der Wäsche.

Dadurch, dass ich ihn ja schon als Vater meines Sohnes angekündigt hatte, könnt ihr euch natürlich schon ausrechnen, dass dem nicht so war. Er stand da. Und wir waren uns immer noch so sympathisch, wie auf Flores.

Die drei Monate in Darwin (so lange war mein Visum gültig) gingen recht schnell rum. Eigentlich haben wir uns nach den drei Monaten so verabschiedet, dass uns klar war: Sein Leben ist in Darwin, meins in Deutschland. Traurig aber ist so.

Ich war dann nochmals einige Zeit in Indonesien, da traf ich auch Gusti wieder, der zurück war aus Deutschland. Ziemlich ernüchtert, aber mit schönen Geschichten, an denen er mich teilhaben ließ. Wir haben viel gelacht, über seine Schilderung der Deutschen, wie er sie in Deutschland kennenlernen durfte und gut charakterisieren konnte. Er musste feststellen, Deutsche in Indonesien, im Urlaub, entsprechen nicht dem gleichen Bild der Deutschen, in Deutschland.

Mein Weg hat mich dann über Singapore nach Malaysia und schließlich nach Thailand geführt und Ende September 1991 ging mein Flieger wieder nach Hause.

Neue Arbeit und eine Wohnung waren schnell gefunden. Ja, dies ging damals wirklich noch ohne Probleme und ich war sehr schnell wieder im Familienleben, mit den beiden neuen Erdenbürger und im Freundeskreis eingebunden.

Was ich aber unterschätzt hatte, war, dass sich jemand trotz meiner immer noch vorhandenen Schüchternheit, in mich verlieben kann und sogar bereit ist, dafür für einige Zeit seine Heimat, mit allem was dazu gehört, hinter sich zu lassen.

Am 07.12.1991 stand Ken vor der Tür. Besser gesagt, da landete sein Flugzeug in Frankfurt und ich fuhr hin und habe ihn abgeholt.

Für ihn war es keine leichte Zeit in Deutschland, auch wenn er von allen Seiten herzlich aufgenommen wurde. Aber Deutschland ist nicht Australien (nur für den Fall, dass ihr das noch nicht gewusst habt).

Allerdings gab es auch viele Sachen, die er in Deutschland zu schätzen wusste. Im Sommer die langen Abende. Nach Feierabend noch eine Fahrradtour machen. Die kurzen Wege.

Aber in Deutschland spielt sich so viel innen ab. Australier sind gewohnt viel im Freien zu sein. Wenn man dann im Winter hier ankommt, alle Menschen dick eingemummelt, Blick auf den Boden gerichtet, das ist schon ein deutlicher Kontrast. Um so schöner wurde es dann im Frühjahr und Sommer. Die Menschen sind offener und freundlicher.

Und trotzdem ist Deutschland nicht Australien. Es stand auch nie zur Diskussion, dass unser Leben immer in Deutschland stattfinden wird. Somit wurde Schritt für Schritt überlegt, wie geht es weiter?

Da wir beide sehr gerne auf unseren Fahrrädern saßen, war klar, dass hier was Größeres geplant werden muss.

Oder besser gesagt, mir war das klar. Ken war damals noch kein so überzeugter Fahrradfahrer. Somit habe ich ihn eines Tages mit der Frage überrascht:

„Was hältst Du von der Idee, wenn wir einen Teil unseres Weges nach Australien mit dem Fahrrad fahren, sagen wir, bis in die Türkei."

Nach dem ersten verdutzten Blick kam der Gesichtsausdruck, der sagte: Warum nicht?

Geeignete Fahrräder wurden schnell gefunden, einschließlich eines Fahrrad-Reparaturkurs beim ADFC.

Als Probelauf haben wir im Jahr 1992 dann den Bayerischen Wald als Ziel rausgesucht, was eine tolle und erfolgreiche Tour wurde. Dort habe ich meine schnellste Abfahrt ever mit 73 Km/h gehabt, was ich mich heute nicht mehr trauen würde.

Nachdem der Probelauf unsere Pläne nicht als unerreichbar gestraft hatte, haben wir die Planung richtig vorangetrieben. Diesmal mit dem Ziel, nur noch ganz wenig Hausrat einzulagern, da sich die Zukunft ja in Australien abspielen sollte.

Wieder Wohnung kündigen, etwas Geld sparen, Flohmarktstand machen, damit möglichst alles, was ich besaß verkauft wurde. Somit hatte ich keine Möbel mehr, kein Geschirr, keinen Fernseher, kein Besteck, keine Stereoanlage…

Dafür hatte ich etwas anderes, mit dem wir nun wirklich nicht gerechnet hatten.

Und kommt ihr drauf?

Ja, ich hatte eine kleine Erbse im Bauch. Als wir sie entdeckt hatten, war sie mal gerade 5-6 Wochen alt. Ich konnte (und wollte) niemand weißmachen, dass dies ein geplantes Baby ist.

Also, nochmal kurz Bilanz ziehen.

Wohnung weg, Job gekündigt, fast alles, was ich besaß war verkauft. Ich hatte nur noch ein Fahrrad, vier Packtaschen und einen weiten Weg Richtung Australien vor mir. OK. Zugegeben, so war es nicht wirklich geplant. Aber das Leben gibt die Wege vor und ich muss sie „nur" gehen.

Und nachdem der kleine Wurm gerade jetzt in diese Welt kommen wollte, dann soll er gerne in diese Welt kommen. Aber dann muss er sich auch klar sein, dass er mit uns erst mal mit raus muss, in diese Welt. Und zwar auf zwei Rädern, nachts im Zelt, nicht wissen, wo sind wir abends, was werden wir zum Essen haben und wie lange die Reise geht.

Sofort konnte er sich nicht entscheiden. Hat noch etwas gezögert mit dem Herzschlag, der spätestens nach sechs Wochen da sein sollte.

Als nach guten sechs Wochen der Herzschlag beim Arzt festgestellt werden konnte, konnten wir mit leichter Verspätung die Fahrt beginnen. Immer Richtung Osten. Die erste Etappe bis in den Bayerischen Wald kannten wir ja schon, nur bogen wir dieses Mal nicht links in den Bayerischen Wald ab, sondern sind an der Donau geblieben.

Wien war ein guter Stopp, der mir in Erinnerung geblieben ist. Der Campingplatz hatte im Zentrum einen kleinen Supermarkt. Als ich für unser Frühstück dort ein paar Sachen besorgte, war ein Lokaler Radiosender gerade dabei die Campingplatzbewohner zu ihren Plänen und Wegen zu interviewen. Mir wurde ebenfalls das Mikrophon unter die Nase gehalten und ich habe kurz unsern Weg, den wir noch vor uns hatten, geschildert.

Dies hat wiederum ein junges Paar auf dem Campingplatz im Radio gehört, die ebenfalls auf großer Tour waren. Sie haben uns dann auf dem Campingplatz ausfindig gemacht, um uns zu befragen, ob wir evtl. besseres Kartenmaterial von den östlichen Ländern wie Rumänien und Bulgarien hätten. Diesen Wunsch konnten wir leider nicht erfüllen. Ich fragte die beiden dann aber, ob sie nicht Lust hätten eine Zeitlang gemeinsam zu radeln, wenn wir schon auf dem gleichen Weg sind. Sie sagte daraufhin, das geht leider nicht, da sie zu Fuß unterwegs seien. Sie wären in einem Sponsoring der Universität Stuttgart (wenn ich mich noch richtig erinnere, nach so langer Zeit) und hätten vor, die Welt in ca. fünf Jahre zu umwandern.

In den letzten knapp 30 Jahren habe ich noch oft an diese beiden denken müssen und mich immer wieder gefragt, was aus ihnen, aus der Tour, geworden ist? Vielleicht lesen sie dies irgendwann und lassen mir dann eine Nachricht zukommen, ich würde mich sehr darüber freuen.

Dies hat wieder einmal gezeigt, dass es interessant war rauszugehen, in die Welt. Begegnungen zu haben. Die Welt ist nicht gefährlich. Ich habe immer wieder die Erfahrung gemacht, wenn du rausgehst, raus zu den ganz „normalen" Menschen, da will keiner was Böses. Uns wurde so oft Gutes getan. Freundlichkeit entgegengebracht.

Vor unserer Abreise wurden wir von einigen Seiten gewarnt, wir sollten auf keinen Fall durch Rumänien radeln. „Nehmt lieber die Route durch Jugoslawien".

Dies sei trotz Krieg weniger gefährlich. Somit hatten wir tatsächlich vor dem Grenzübertritt nach Rumänien richtig Respekt. Was erwartet uns. Finden wir Möglichkeiten unser Zelt aufzuschlagen, bekommen wir was zum Essen?

Im Nachgang betrachtet, ist mir Rumänien als interessantester und herzlichster Part der ganzen Fahrradtour in Erinnerung geblieben. Wir wurden mehrfach nass und verdreckt vom Regen und Matsch von der Straße zu den Menschen nach Hause eingeladen. Die Möbel im Wohnzimmer wurden beiseitegeschoben, damit wir unsere Schlafsäcke ausbreiten konnten. Die Abfahrt am nächsten Tag wurde weiter und weiter nach hinten verschoben, da „Mama" immer noch etwas auf dem Herd hatte, was wir unbedingt probieren mussten.

Das war Rumänien. Für uns.

Herzlichkeit und Humor. Als wir einer Familie als Dankeschön einen Strauß Nelken gekauft haben, wiesen sie uns dezent darauf hin, dass dies Friedhofsblumen seien und die Anzahl, die wir gewählt haben (ungerade Zahl) wäre auch für Verstorbene. So viel zu Fettnäpfchen, die man findet, wenn man sich nach draußen in die Welt traut.

Die Ausreise von Rumänien nach Bulgarien machten wir mit dem Zug. Unsere Fahrräder bekamen einen Aufkleber auf den Sattel und kamen dann in den Gepäckwagen.

An der Grenze hatte der Zug lange Aufenthalt und Ken schaute von unserem Abteil durchs Fenster auf den Bahnsteig. Irgendwann sagte er: „Unsere Fahrräder stehen am Bahnsteig, wahrscheinlich müssen sie kurz Platz machen, um etwas zu verladen..."

Dann ging die Fahrt weiter, nächster Halt Bulgarien. Visa für Rumänien somit ausgelaufen, ungültig.

Wir wollten dann unsere Fahrräder an der Ausgabe abholen und mussten feststellen, dass das Ausladen an der Grenze kein Platzmachen war, sondern ein Ausladen. Und unsere Fahrräder somit immer noch in Rumänien waren und wir hier in Bulgarien. Blöd. Um nicht zu sagen saublöd.

Wir haben dann mit einem bulgarischen Taxifahrer einen recht kostspieligen Deal gemacht. Er nahm tatsächlich das Risiko auf sich mit Ken ohne Visa nach Rumänien reinzufahren und die beiden wollten schauen, dass sie irgendwie unsere Fahrräder frei bekommen.

Ich saß als Pfand an der Grenzstation. Nachts. Vier Stunden.

Zeitweise dachte ich: Ok. Zu Hause hatte ich keine Wohnung, keinen Job mehr. Aber dafür noch einen Freund, ein Fahrrad und vier Packtaschen.

Jetzt sitze ich hier, an der Grenzstation zwischen Rumänien und Bulgarien und habe nichts mehr außer meinen kleinen Knopf im Bauch.

Aber tatsächlich, nach vier Stunden kam ein Taxi von der falschen Seite an die Grenzstation herangefahren (die Seite, die eigentlich für die Ausreise von Bulgarien nach Rumänien war) und hinten aus dem Kofferraum hingen zwei Fahrräder raus.

In dem Moment war alles gut. Die Müdigkeit war weg. Der Frust war weg und die Zuversicht war wieder da. Es kann weitergehen.

Bulgarien haben wir dann recht zügig durchquert. In Varna mussten wir uns überlegen, wie die Reise weitergeht. Wir waren als Paar nicht sehr stabil, was sich leider auf der Reise verdeutlicht hatte und als wir uns entschlossen hatten unsere Fahrräder nun Fahrräder sein zu lassen und die Weiterreise mit weniger anstrengenden Verkehrsmittel zu bestreiten, mussten wir überlegen, welches Fahrrad wohin geschickt wird.

Dies war eine sehr schwere Entscheidung und sie ging so aus, dass das Fahrrad von Ken nach Australien ging und meins machte sich wieder auf den Heimweg nach Deutschland.

Wir beide machten uns dann auf den Weg in die Türkei und sind noch fünf Wochen bis ganz in den Osten der Türkei gereist. Hatten noch eine gute Zeit, mit vielen schönen Eindrücken. Viel Kultur, leckeres Essen und guter Erholung am Meer.

Bis dann der nächste Schritt kam, als Ken in den Flieger nach Australien stieg und ich in den Flieger nach Stuttgart. Die Strecke, welche wir in ca. zwei Monaten mit dem Fahrrad zurückgelegt hatten, flog ich nun in ca. zwei Stunden wieder zurück. Einen besseren Kontrast zu den modernen Errungenschaften konnte es für mich nicht geben.

Ich kam an einem Samstag früh in Stuttgart an. Und auch auf die Gefahr hin, dass ich mich wiederhole: ich hatte nichts mehr außer meinen Knopf im Bauch, der nun eigentlich kein Knopf mehr war, sondern eine große Grapefruit.

Nochmals hatte das Leben es gut mit mir gemeint und ich hatte tatsächlich Samstagnachmittag eine Zusage für eine schöne Wohnung, in welcher ich mich für den Rest der Schwangerschaft dann so Stück für Stück auch wieder gemütlich einrichten konnte.

Ich Unwissende dachte, ich wäre zu der Zeit im fünften Monat. Wusste ja nicht genau, wie das gerechnet wird, es war ja meine erste Schwangerschaft. Doch der Arzt stellte dann schnell fest, ich war bereits im sechsten Monat. Und dies war auch deutlich zu sehen.

Zwei Wochen vor der Entbindung ging nochmal ein Flieger von Australien nach Deutschland. Darin saß Ken. Wir wollten doch nochmals probieren, ob wir es als kleine Familie hinbekommen.

Lukas

Lukas, mein Fischle, kam dann superpünktlich (so pünktlich war er in seinem ganzen späteren Leben nicht mehr. Haha. Sorry Lukas, das musste sein!) am 09.03.1994 mit seiner vollen Größe von 57 cm und 4.230 gr. bei uns an. Der Arzt im Kreissaal fragte mich kurz bevor Lukas auf die Welt kam, ob ich während der Schwangerschaft geraucht hätte, meine Plazenta wäre so verkalkt und dies würde bedeuten, dass das Kind nicht richtig versorgt worden wäre.

Jetzt bitte nochmal Blick nach oben. 57 cm. 4.230 gr. Mein Frauenarzt hat später gesagt, so einen Blödsinn hätte er noch nie gehört.

Dann ist was passiert, damit hätte ich nicht gerechnet und konnte es mir auch nicht vorstellen.

Ich habe mich unsterblich verliebt.

In meinen Sohn. Punkt. Hier gibt es nichts weiter zu sagen. Bis heute. Einfach unbeschreiblich, was es heißt ein Kind zu haben.

Jetzt komme ich wieder auf eine Andeutung zurück, die ich weiter vorne gemacht habe. Auf die Freundschaften, die lange Bestand hatten, aus meiner Zeit, als ich in der Abrechnung der Verkaufsfahrer gearbeitet habe. Hier bestand immer noch die Freundschaft zu der Familie eines Fahrers. Mit seiner Frau hatte ich mich über die Jahre sehr intensiv angefreundet. Die beiden hatten fünf

Töchter. Ich war über die Jahre viel in der Familie. Machte auch ab und an den Babysitter über das Wochenende. Wenige Wochen vor meiner eigenen Entbindung haben wir sie noch in ihrem neuen Domizil, im Odenwald, besucht.

Bei diesem Besuch hat meine Freundin die Andeutung gemacht, dass sie in ihrer Situation nicht mehr glücklich und zufrieden ist. Das evtl. eine Veränderung in ihrer Beziehung ansteht. Mehr wollte sie aber nicht sagen, jetzt, wo ich kurz davor war, selbst Mutter zu werden und eine Familie zu gründen. So war dies wieder aus meinem Kopf, bis zu dem Tag, als ihre älteste Tochter bei mir angerufen hat. Da war Lukas ca. zwei Monate alt.

Sie fing das Gespräch vorsichtig an. Ob ich allein sei. Es wäre besser, wenn jemand bei mir wäre... Und dann kam die vernichtende Nachricht. Meine Freundin wollte ihren Mann verlassen und er hat sich nachts mit einem Messer zu ihr ins Schlafzimmer geschlichen und sie mit vielen, vielen Messerstichen getötet. Anschließend wollte er selbst sein Leben beendet, was aber nicht bis zur Vollendung durchgeführt wurde.

Ja, jetzt wusste ich, warum ich gefragt wurde, ob jemand für mich in der Nähe sei. Ich konnte in diesem Moment nicht allein sein, auch nicht zu zweit allein, mit meinem Sohn. Ken war arbeiten.

Deshalb habe ich Lukas eingepackt, bin mit ihm zu meiner Mutter gefahren. Dort war die Tochter meiner Schwester, weil sie einen Infekt hatte und deshalb nicht im Kindergarten sein durfte. Für mich war es gut, nicht allein zu sein. Für Lukas war dies vermutlich der Moment, wo es für ihn besser gewesen wäre, allein zu sein, da er sich bei seiner Cousine ansteckte.

Erst harmlos. Dann wurde es immer mehr. Vier Nächte fast kein Schlaf. Dann Krankenhaus mit Verdacht auf Hirnhautentzündung. Hirnwasser-Entnahme. Entwarnung. Erst einmal.

Dann, bei einer nächtlichen Kontrolle der Schwester, das erste Mal: Der Herzschlag ist nicht in Ordnung. Es wurde eine Woche beobachtet, dann durften wir nach Hause. Scheinbar alles gut.

Dann, bei der nächsten Routineuntersuchung, im Alter von 6 ½ Monaten, Lukas hatte es gerade zum ersten Mal geschafft sich allein zum Stehen hochzuziehen, wieder ein Stutzen des Arztes beim Abhören des Herzens. Bitte gleich nach Stuttgart in die Klinik. Wieder mehrere Tage zur Beobachtung. Dann nach Heidelberg in die Uniklinik zur regelmäßigen Kontrolle, wie das Herz sich entwickelt.

Trotz allem war seine Entwicklung gut und die Freude und Unbeschwertheit nicht abhandenge-kommen.

Als Lukas ein Jahr alt wurde ist Ken wieder nach Hause geflogen. Wir hatten die Vereinbarung, dass Lukas und ich zwei Monate später nachkommen. Wir wollten noch einen Versuch unternehmen, in Australien zusammen Fuß zu fassen.

Der Flug nach Australien, mit einem 14 Monate alten Kind, welches gerade laufen gelernt hat, keinen eigenen Sitz hat, den werde ich mein Leben lang nicht vergessen.

Und ein Flugzeug voll Passagiere auch nicht.

Der Zwischenstopp in Singapur war zum Aufatmen, so dass die letzten vier Stunden bis Darwin voll eine Leichtigkeit waren. Darwin war wieder schön. Für ein Baby ein Paradies. Von früh bis spät nackig rumrennen, maximal eine Stoffwindel am Popo. Mit Wasser planschen. Im Dreck wühlen. Freunde besuchen, Trampolin hüpfen.

Ich hatte nun den Freiraum nach einem Job für mich zu schauen. Wir konnten es uns aufteilen, für Lukas da zu sein. Aber Lukas war es gewohnt, dass immer ich an seiner Seite war. Als ich dann einen Job annahm, ich hatte einen Schnellkurs als Taxifahrerin absolviert, war er sehr traurig, als ich morgens aus dem Haus ging, um eine volle Schicht Taxi zu fahren. Er hat sehr geweint.

Monate später, wir waren wieder zurück in Deutschland, sind wir mit dem Auto unterwegs gewesen, da kam uns ein Taxi entgegen.

Ich sagte: „Schau mal Lukas ein Taxi."

Da sagte er, nun Worte zur Verfügung: „Mama Taxi fahren, Lukas traurig."

Dieser Satz war für mich ein AHA-Erlebnis. Er hat mir nochmals deutlich gemacht, wie Kinder durch ihre Erfahrungen geprägt werden. Oft geht man darüber hinweg, wenn ein kleines Kind sich was zu Herzen nimmt. Es weint, wird getröstet und fertig. Aber das ein Kind im Alter von ca. zwei Jahren plötzlich etwas in Worte fassen kann, was Monate vorher in seinem kleinen System für Unordnung gesorgt hat, das hat mich wirklich geprägt und noch ein Stück sensibler gemacht für die Belange dieses kleinen Menschen. Man könnte es unter die Überschrift setzen: ernst nehmen.

Ja, und wie ihr wieder an diesem plötzlichen Ortswechsel sehen könnt, war unser Versuch leider gescheitert, als kleine Familie in Australien Fuß zu fassen. Nach fünf Monaten haben wir uns entschlossen wieder nach Hause zurückzugehen. Meine Wohnung war damals zum Glück nur untervermietet und wir hatten noch alles, was wir brauchten. Nochmal von vorne anfangen war zum Glück nicht notwendig.

Somit war ich ab dem Moment nun tatsächlich in der „Schublade" alleinerziehend gelandet. Eigentlich ein Zustand, in dem ich nie landen wollte. Aber wieder einmal zeigt einem das Leben, was man zu tragen hat und sagt einem: Das Leben ist kein Pferdestall ☺.

(Diese Redewendung hat mein Schwager geprägt, als er eigentlich sagen wollte: Das Leben ist kein

Ponyhof. Genial! Seitdem ist dies eines unserer geflügelten Redewendungen in unserer Familie.)

Alleinerziehend ist kein Zuckerschlecken. Es ist fast immer mit wenig Geld zur Verfügung haben verbunden. Einer Arbeit gerecht zu werden bedarf viel Koordination. Dem Kind gerecht zu sein, darf nie, wirklich nie hintenanstehen.

Gleichzeitig bin ich ebenfalls ein soziales Wesen und alleinerziehend bedeutet die ersten Jahre: Abend für Abend zu Hause zu sitzen und zu wissen, draußen findet das Leben statt.

Ich habe dann einfach das Leben reingeholt. Mein Wohnzimmer war gastfreundlich. Meine Küche immer mit Lebensmittel gefüllt. So hat sich dann ergeben, dass ich mindestens dreimal die Woche abends Besuch hatte. Meistens habe ich für ein leckeres Essen gesorgt (ich hoffe wenigstens, dass es lecker war. Für Reklamationen ist nun zu spät.) Und auch Lukas hat von Anfang an alle seine Freunde nach Hause einladen dürfen. Man könnte es mit einem Satz sagen: Bei uns war immer die Bude voll. Und dies hat uns gut über die lange Zeit des angebunden sein gebracht, ohne zu sehr das Gefühl zu haben angebunden zu sein.

In dieser Zeit hat sich eine sehr wertvolle Freundschaft etabliert, mit einer früheren Schulkollegin. Zu Schulzeiten hatten wir nur sporadischen Kontakt, da wir von unseren Persönlichkeiten zu verschieden waren. Sie war sehr extrovertiert und ich das genaue Gegenteil. Da wir aber zur gleichen Zeit unsere Söhne bekamen, beide in der gleichen Schublade gestrandet sind und im gleichen Rückbildungskurs landeten, haben wir extrovertiert und introvertiert in einen Topf geworfen und sieh da, die Ergänzung war nahezu perfekt.

Lena und ich, wir haben uns sehr gut ergänzt in der gegenseitigen Kinderbetreuung, so dass jeder auch mal freien Raum hatte. Immer da, wo beide Jungs waren, da stand auch ein Mittagessen auf dem Tisch. Somit hat derjenige, der einen freien Vormittag hatte, zum Abschluss auch noch einen vollen Bauch. Sehr angenehm. Und unsere Jungs sind aufgewachsen wie Brüder. Bis heute sind Tim und Lukas noch „best-friends", wie auch die Mamas immer noch sehr wichtig füreinander sind.

Lukas kam mit drei Jahren in den Kindergarten, wo Tim auch schon aufgenommen war. Ich fing wieder an bei der Versicherung zu arbeiten. Teilzeit. Teilzeit heißt viel Zeit, wenig Geld. Ich würde dies auch heute wieder genau so machen. Um 13 Uhr hatte ich Feierabend, konnte meinen Bub aus dem Kindergarten abholen und wir hatten den kompletten Mittag und Abend Zeit.

Zeit ist ein wertvolles Produkt. Mit Kinder Zeit zu haben ist unbezahlbar. Ich kann mich bis zum heutigen Tag darüber freuen, dass wir uns dafür entschieden haben. Lukas wurde lange Second-Hand eingekleidet. Wir haben lange im Discounter unser Essen gekauft, was dann bestimmt nicht immer nur gesund und Bio war. Aber wir hatten ZEIT.

Im Nachgang betrachtet, war diese Entscheidung vermutlich eine der wichtigsten in meinem Leben und im Leben meines Sohnes. Man kann Zeit nie zurückdrehen. Aber verpasste gemeinsame Zeit mit den Kindern, das würde ich dramatisch nennen.

Die Kindergartenzeit war ein geniales Geschenk. Lukas war von Angang an mit seinem best Buddy Tim zusammen in der Gruppe. Die Gruppe wurde von drei Frauen geführt, die besser nicht hätten zusammenarbeiten können. Eine ganz warme „Omi", eine Dame mit Herz und Verstand, die die Bedürfnisse nach Quatschmachen unterstützt anstatt unterbunden hat und eine liebe Person, die den Ablauf in gute Bahnen gebracht hat.

Lukas hatte von Anfang an im Kindergarten das Gefühl, dass er dort was ganz Besonderes war und vor allem absolut willkommen. Ich mache aber jede Wette, dass alle anderen Kinder, die dort in Obhut waren, wenn wir sie heute fragen würden, genau das gleiche Gefühl schildern würden. Und dies ist Kunst. Kunst der drei Erzieherinnen, dies an alle Kinder gleichmäßig zu verteilen.

Wenn man dieses Glück hat, die Kindergartenzeit so erleben zu dürfen, dies kann ich nur in Dankbarkeit ausdrücken.

Trotz allem muss ich sagen, die Zeit der Mehrfachbelastung war auch anstrengend. Und oft, wenn ich müde war, der Kreislauf etwas schlapp gemacht hat, ich aber trotzdem früh morgens aufstehen musste, Vesper richten, duschen, Klamotten richten um rechtzeitig aus dem Haus zu kommen, stand ich öfters morgens vor dem Spiegel, hab reingeschaut und mir ist der Spruch entschlüpft: „Oh je, wie sehe ich denn heute wieder aus…"

Dann bekam ich das schönste Kompliment, was mir ein Mensch je gemacht hat. Mein damals 4-jähriger Sohn schaut mich ernst an und sagt dann in einem total ernsten und überzeugten Ton:

„Mama, so hässlich wie du denkst, bist du gar nicht."

Ich muss heute noch lachen, wenn ich an die Situation denke. Wollte dies eigentlich immer als Titel eines Buches nehmen, weil: einfach genial.

Die Schulzeit war dann aber irgendwann trotzdem am Start. Man kann einfach nichts festhalten. Nur genießen, wenn es da ist. So ging die Zeit über in eine neue Dekade. Auch gut. Wieder mit viel Glück in der Zuordnung der Klassenlehrerin. Wir haben in den ersten beiden Jahren eine sehr warmherzige Lehrerin bekommen. Dies war zum Einfügen in diesen neuen Lebensabschnitt sehr gut, da im Nachgang die Klasse drei und vier von einer Klassenlehrerin geführt wurde, welche noch nicht in ihrer Rolle als Lehrerin von Grundschüler angekommen war. Hier empfand ich in den ganzen zwei Jahren einen privaten Ehrgeiz, welcher auf die Schüler übertragen wurde, aber nicht altersgerecht war und nicht von allen Schülern aufgenommen werden konnte.

Doch auch diese Zeit haben wir unbeschadet überstanden. In diesen ganzen Jahren haben wir Ken mindestens ein- bis zweimal im Jahr getroffen. Entweder kam er uns in Deutschland besuchen oder wir gingen ihn besuchen. Einmal wählten wir als „neutralen Boden" Thailand und haben uns dort getroffen. Lukas war damals vier Jahre alt und es war eine gute und wertvolle Erfahrung mit ihm den Rucksack zu packen und in Thailand wirklich das Land zu bereisen. Er hat, eingebettet in die Fürsorge seiner Eltern, alles neugierig und mit Spannung aufgenommen.

Für ihn musste leider zur Gewohnheit werden, dass es hieß: Papa sehen heißt auch immer, dieser Zustand ist mit Abschied nehmen verbunden. Ich weiß, dies hat Narben bei ihm hinterlassen. Gleichzeitig war es unglaublich wichtig den Papa trotzdem zu haben. Und so lernte er die schmerzliche Lektion, dass das Leben oft auch mit Verletzungen und Verzicht belegt ist. Aber nicht alles, was weh tut ist grundsätzlich schlecht. Ich denke, es hat einige Jahre gebraucht, bis er wirklich verstanden hat, dass der Abschied in dem Fall einfach dazugehört und besser ist, als die Begegnungen nicht zu haben.

In dieser Zeit war meine Gesundheit etwas in Frage gestellt. Die routinemäßige Untersuchung beim Gynäkologen ergab immer beim Abstrich das Ergebnis PAP III D. Dies ist die letzte Stufe vor PAP IV, somit Gebärmutterhalskrebs. Mein Gynäkologe machte dann in engmaschigeren Intervallen die Abstriche. Jedes Mal das gleiche Ergebnis. Bis eine meiner Freundinnen mich fragte: „Auf was willst Du eigentlich warten?"

Daraufhin bin ich nach Stuttgart zu einer sehr guten Ärztin, welche etwas später hier nochmals erwähnt wird. Sie gab mir die Aufgabe, dass ich mich für einige Wochen selbst mit Mistel spritze. Nach dieser Mistel-Kur war der wieder gemachte Abstriche PAP II. Dies hat selbst meinen Gynäkologen beeindruckt, da er selbst nichts in der Hand hatte, als nur abzuwarten. Seit dieser Zeit war mein Abstrich nie mehr in die bedenklichen Zonen abgerutscht.

Noch während der Grundschulzeit von Lukas, im Alter von sieben Jahren, hat sich bei mir mehr und mehr ein Gedanke, ein Wunsch manifestiert, den ich nicht wirklich greifen konnte, woher dieser kam.

Ich habe diesen Wunsch immer wieder von mir weggeschoben.

Die Vernunft sagt: „Geht gar nicht!!!"

Der Wunsch sagte: „Ist mir doch egal. Ich bin trotzdem da."

Die Vernunft sagte wieder: „Geht gar nicht!"

Der Wunsch sagte „Ist mir doch egal. Ich bin trotzdem da."

So ging das ca. neun Monate.

Nein, nicht was ihr denkt.

Neun Monate brauchte es, um den Wunsch mal ernsthaft anzuschauen.

Passt ein Hund in unser Leben?

Als ich Lukas fragte, was hältst du davon, wenn wir einen Hund in unser Leben reinnehmen? Sagte er: „Wenn du einen Hund holst, ziehe ich zu Papa nach Australien."

OK. Klare Ansage.

Aber ich wäre kein Widder, wenn ich da schon aufgegeben hätte.

„Warum willst Du keinen Hund?"

Dann stellte sich heraus, dass in den Medien in dieser Zeit leider oft berichtet werden musste, dass Hunde aus schlechter Haltung Kinder angefallen, verletzt oder gar getötet hatten. Dieser Eindruck sollte wieder etwas zurechtgerückt werden und ich habe Lukas erklärt, dass nicht jeder Hund automatisch gefährlich ist, dass es auf die Haltung und vor allem auf den Menschen ankommt, der den Hund erzieht und führt.

Dann haben wir die Vereinbarung getroffen, dass wenn der Vermieter sein OK gibt, mein Chef das OK gibt, dass ich ihn mit in die Arbeit nehmen kann (hierfür nochmals meinen herzlichen Dank!) und meine Schwester sich bereit erklärt ihn auch mal wochenweise zu nehmen, wenn wir auf Tour gehen, um Ken zu treffen (auch hierfür ein herzliches Dankeschön), dann schauen wir uns im Tierheim ganz in Ruhe um, was zu uns passt.

Wir bekamen von allen Seiten, die wichtig waren, ein OK, somit konnten wir in die Tat schreiten.

Die erste Kontaktaufnahme mit dem Tierheim war sehr angenehm und sie konnten mir telefonisch gleich einen Hund ans Herz legen, der sehr bemüht sei alles richtig zu machen, der schon etwas älter war und ins Tierheim kam, weil er ausgesetzt wurde, somit wieder dringend eine Bezugsperson brauchte.

Da wir den Hund bei sechs Besuchen erst mal kennenlernen mussten, bevor von Seiten Tierheim eine Entscheidung gefällt werden konnte, machten wir uns schnell auf, den ersten Besuch zu absolvieren.

Ich fand Askan nicht wirklich einen hübschen Hund. Schäferhund-groß, schwarz und an uns nicht interessiert. Er wollte nur raus, schnüffeln. Wer oder was da am anderen Ende der Leine hing hat ihn nicht interessiert.

Wieder zu Hause sagte Lukas: „Der oder keiner."

OK dachte ich, so sehen Kompromisse aus.

Also haben wir unsere Muss-Besuche erledigt und mit jedem Besuch habe ich Askan in seinem Wesen mehr erkannt. Ein einfacher, guter Hund. Wichtig war, dass er mit Kindern gut reagierte, da bei uns ständig die Bude mit ganz vielen Kinder voll war.

Dann kam der große Tag, dass wir ihn wirklich ins Auto packten und mit nach Hause nahmen. Ich muss zugeben, ich hatte keinerlei Ahnung von Hundehaltung. Ich habe sie nur schon immer geliebt. Ich weiß auch nicht, wer nervöser war. Der Hund oder ich. Lukas war nur glücklich und fand es super.

Das erste Wochenende habe ich zwei Kilo abgenommen, da ich vor lauter Nervosität nichts essen konnte. Ich habe mich dauernd gefragt: WAS MACH ICH DA EIGENTLICH??

Und was ist passiert. Askan wurde ein Familienmitglied. Aber nicht nur bei Lukas und mir. Nein er war schnell von der ganzen Familie akzeptiert.

Meine Mutter, die anfangs den neuesten „Hirnpups" ihrer Tochter überhaupt nicht nachvollziehen konnte, zu alleinerziehend, arbeitend und sozial viel unterwegs, nun auch noch ein Hund, hat im Laufe der Zeit unseren Hund so ins Herz geschlossen, dass sie sogar Hefezopf für ihn gebacken hat, mit den Worten: „Den mag er doch so."

OK die Hundeprofis werden nun innerlich aufschreien. Hefezopf ist nun wirklich nichts für Hunde. Ich kann nur sagen, ein mit Liebe gebackener Hefezopf tut einem Hund gut. Schluss aus. Keine Diskussion.

Wir hatten Askan fast auf den Tag genau vier Jahre.

Da er ausgesetzt war, konnte sein Alter nur geschätzt werden. Als wir ihn übernommen haben, war er ca. 10 Jahre alt. Somit ist er mit ungefähr 14 Jahren gestorben. Leider auch er nicht ohne Hilfe einer Spritze. Aber er konnte uns gut und deutlich zeigen, wann er diese Spritze brauchte.

Lukas war in diesem Sommer wieder bei seinem Papa in Australien, als der große Zusammenbruch von Askans Gesundheit kam. Angekündigt hatte sich dies schon eine Weile, aber dann wurde es immer deutlicher. Aber ich konnte Askan nicht gehen lassen, in der Zeit, wo Lukas nicht da war. Mit einer Cortisondosis konnte der Tierarzt ihn nochmal vier Wochen einigermaßen stabil halten. Dann war Lukas wieder da. Aber das Endgültige war trotzdem unausweichlich. Ich fragte Lukas damals, er war 11 Jahre alt: „Überlege dir, ob du dabei sein möchtest, wenn es so weit ist." Das war er dann. Es war auch gut. Für das Verstehen und dafür den Schmerz zuzulassen und rauszulassen.

Die Tierärztin kam zu uns nach Hause. Es tat weh. Uns allen. Sogar der Tierärztin. Ich denke, dies gehört zu den Aufgaben, die einfach notwendig sind, aber nie gerne ausgeführt werden.

Da lag er dann. Ruhig. Aber es war endgültig.

Lukas war untröstlich. Ich habe ihn nie gefragt, jedoch vermute ich, dass es gut war, dass er dabei war. Für mich war immer wichtig zu lernen, wie das

Leben spielt. Keine falschen Weichheiten unter dem Deckmäntelchen jemanden zu schützen. Lieber die harte Realität und im Anschluss für den Menschen da sein.

Der Schmerz wurde langsam kleiner und die wiedergewonnene Freiheit wieder sichtbar.

Dies war genau der richtige Zeitpunkt einen anderen Wunsch, der schon jahrelang in mir schlummerte, anzuschauen.

Wenn nicht jetzt, wann dann? Lukas war 11 Jahre alt. Viel mit seinen Freunden unterwegs. Ich war immer noch Teilzeit beschäftigt, hatte somit nachmittags oft Zeit und am Wochenende sowieso. Geld war zwar nicht in Mengen vorhanden, doch konnte ich schon immer gut jonglieren und mir waren noch nie Schuhe, Klamotten, Handtaschen wichtig. Wichtig waren mir Reisen, neue Erfahrungen machen, Radfahren und dann für die nächsten zwei Jahre zu lernen.

Ich habe mit meinem Chef ausgemacht meine Arbeitszeiten etwas anders zu verteilen, so dass ich montags den ganzen Tag arbeitete, dienstags dafür frei hatte. Dies gab mir die Möglichkeit mich in einer Heilpraktiker Schule anzumelden, die immer dienstags Unterricht anbot.

Das Thema Heilpraktiker hat mich mindestens 15 Jahre immer wieder begleitet. Richtig gepackt hat mich das Thema, als Lukas mit damals sechs Jahren in Heidelberg, wo er in der Uniklinik jährlich unter Beobachtung stand, da sein Herz einfach nicht in Ordnung war, die Hiobsbotschaft bekam, dass er nun auf ein starkes Medikament gesetzt werden müsste. Versuchsweise erst mal für ein Jahr, wenn es aber notwendig wäre, könnte es sein, dass dies ein Leben lang verabreicht werden müsste. Das Medikament wird aus Digitalis gewonnen, zwingt das Herz in einen gleichmäßigen Rhythmus, muss aber ganz penibel in der Dosierung angepasst werden, da sonst Dauerübelkeit ebenso zu seinem Leben gehört.

Dies war nun für mich die harte Lebensrealität.

Zum Glück haben wir alle nicht überreagiert. Sind nicht sofort in einen Aktionismus verfallen. Sondern haben erst mal durchgeatmet.

Ich habe unter Tränen eine befreundete Heilpraktikerin angerufen und gefragt: „Kannst Du da was machen?"

Die Antwort war: „Klar."

Für alle, die mit Naturheilkunde und allem was dazu gehört nichts anfangen können, empfehle ich diesen Abschnitt zu überspringen.

Für alle, die mit Naturheilkunde und allem was dazu gehört nichts anfangen können, aber offen sind einen Erfahrungsbericht unzensiert auf sich wirken zu lassen, empfehle ich den nächsten Abschnitt zu lesen.

Für alle, die mit Naturheilkunde und allem was dazu gehört gute Erfahrungen gemacht haben, finden hier ihre eigenen Erfahrungen vermutlich bestätigt.

Meine Freundin, die Heilpraktikerin, arbeitet beim Auffinden des Problems mit Kinesiologie. D. h. über testen der Muskelnachgiebigkeit werden die Unaufgeräumtheiten im Leben hervorgeholt. Sie ging mit einer Vermutung in unsere Sitzung. Ich, als Mama von Lukas, konnte mich als zu testende Person zur Verfügung stellen, da die Verbindung von einem damals 6-jährigen Jungen zu seiner Mutter noch sehr groß war.

Wenn ich damals evtl. etwas skeptisch dieser Vorgehensweise gegenüberstand, hat sich dies im Laufe der Behandlung erledigt, da meine Freundin gezielt ihre „Vermutungen" abfragte und sich dies nicht als Grund der Erkrankung von Lukas zeigte.

Somit musste sie im Laufe der Behandlung, anstatt sich nur eine Bestätigung ihrer Vermutung zu holen, neu auf die Suche begeben.

Mit diesem gefundenen Ergebnis hat sich mich dann an eine befreundete Ärztin (die Mistel-Ärztin) verwiesen, die diesem Vorgehen offen gegenüber war. Meine Freundin sagte, ich könnte dieser Ärztin alles, was wir „ertestet" hatten sagen, da sie dann damit auf der körperlichen Ebene weiterarbeitet.

Meine Freundin selbst arbeitet auf der geistig, seelischen Ebene und wenn sich ein Zustand bereits so verkörperlicht hat, wie bei Lukas und seinem Herz, könnte sie nicht weitermachen.

Auch dies hat meinen absoluten Respekt aktiviert, da hier jemand ganz deutlich mit seinen Grenzen arbeitet, diese kennt und an gute Weiterbehandler verweist.

Wir waren dann auch etwas in Zugzwang, da Heidelberg von mir als Mama eine Entscheidung erwartete, über das weitere Vorgehen. So bin ich recht zügig bei der genannten Ärztin mit Lukas zusammen vorstellig geworden.

Die Ärztin hat Lukas angeschaut und dann gesagt: „Ach, der Bub ist ja noch gar nicht wirklich ganz auf unserer schönen Welt angekommen. Den müssen wir auf jeden Fall erst mal noch voll hier herunterholen." Während sie Lukas auf sich wirken ließ, habe ich ihr die Ergebnisse der Kinesiologie geschildert und dann hat sie einen Behandlungsplan erstellt.

Also bitte nochmal, die einen hier überspringen, die anderen lesen und wundern.

Wir bekamen drei verschiedene Homöopathische Mittel, dann ein Präparat mit Magnesium und Kalium und als krönender Abschluss eine Kupfersalbe, die er zweimal die Woche auf seine Fußsohlen reiben sollte, um „den Buben erst mal auf die Erde zu holen."

Genial. Alles Mittel, die keine Nebenwirkungen haben. Aber bringen sie auch den gewünschten Erfolg? Das Herz ist ein Organ, da sollte nicht falsch rumprobiert werden.

Lukas war zu klein, um sich selbst zu entscheiden. Ich hatte volles Vertrauen. Einmal zu meiner Freundin und auch zu der Ärztin. Also war es für mich keine Frage, diesen Weg zu probieren.

Wenn da nicht noch die Rückmeldung nach Heidelberg, der Uniklinik, ausgestanden hätte.

Ich hatte große Ängste. Dachte: Wenn ich in Heidelberg mit diesem Vorgehen ankomme, werden sie mich vermutlich ganz aus der Überwachung entlassen. Von wegen so ein Humbug...

Wir haben uns dann, allen Mut zusammengekommen, ins Auto gesetzt und sind zu unserem betreuenden Arzt, Dr. Rüdiger, nach Heidelberg gefahren.

Zum Glück hat mich mein Mut nicht verlassen und ich habe ihm gesagt, ich würde diesen gewählten Weg gerne ausprobieren.

Dann wurde es ruhig.

Herr Dr. Rüdiger hat überlegt.

Dann sagte er: „Liebe Frau Ossig. Ich habe schon Kinder mit dieser Herzproblematik sterben sehen.

Wenn Sie diesen Weg gehen wollen…"

(Jetzt dachte ich, jetzt kommt es. Von wegen: Ihre Entscheidung, aber ohne uns. Was glauben sie denn…)

Nein. Er sagte: „Wenn Sie diesen Weg gehen wollen, gehe ich mit. Aber wir machen dann eine engmaschigere Kontrolle. Sagen wir, sie kommen nun alle zwei Monate."

Ich dachte, ich bin von einem Stern geküsst worden. Ich durfte den Weg gehen und bekam Unterstützung von der Uniklinik Heidelberg.

Wir haben dann tapfer die Füßchen eingecremt, die Kügelchen unter der Zunge zergehen lassen und die Mineralstoffe eingenommen und waren alle zwei Monate in Heidelberg.

Nach 1 ½ Jahren war die schönste Nachricht auf meinem Anrufbeantworter, die man sich als Mutter nur vorstellen kann.

Herr Dr. Rüdiger hat uns nicht persönlich erreicht und somit folgende Nachricht hinterlassen:

„Liebe Frau Ossig, die letzte Auswertung des EKG hat ergeben, dass Lukas aus der Überwachung entlassen werden kann. Sein Herz ist gesund.
Und wenn sich wieder etwas ändern würde, merkt Lukas nun den Unterschied, da er nun erfahren durfte, wie sich ein gesunder Herzschlag anfühlt.
Und er ist nun alt genug zu spüren, wenn sich

wieder was verändert. Dann können sie wieder kommen.

Stand heute ist das Herz von Lukas gesund."

Solange unser Anrufbeantworter existierte, so lange blieb diese Nachricht ungelöscht. Ich weiß nicht, wie oft ich sie mir angehört habe.

Nur zur Info. Das Herz von Lukas ist bis heute (2022) gesund.

Diese Erfahrung hat meine Neugier auf den Beruf des Heilpraktikers nochmal um ein Vielfaches angefacht. Und so konnte ich mich, als Lukas 11 Jahre alt war, anmelden, da nun die äußeren Umstände gegeben waren.

War ich früher in der Schule eher unauffällig und habe nicht durch einen großen Aufwand auf mich Aufmerksam gemacht, so hat sich hier massiv was geändert. Meine Heilpraktiker Lehrerin sagte schon nach kurzer Zeit augenzwinkernd zu mir: „Du Streberin."

Ich konnte nicht schnell genug die neuen Skripte bekommen. Kein Buch war mir zu dick. Die Küchenschränke wurden mit Infektionskrankheiten dekoriert (mit passendem Bild und Erklärung), so dass ein Freund von Lukas sagte: „Petra, bei dir esse ich nichts mehr."

Im WC hing die Gesetzeslage. Die Türrahmen waren mit Post-it-Zettel gepflastert, mit den schwierigsten Fremdwörter.

Anfangs dachte ich, die Fremdwörter würden mir über kurz oder lang (eher kurz) „das Genick brechen". Bis ich mich richtig reingekniet habe und mich freuen konnte, wenn ein so richtig schwieriges Fremdwort auftauchte. Ich habe dann gelernt diese zu zerlegen, so dass es kein Auswendiglernen mehr war, sondern Verstehen.

Mein Lieblings-Fremdwort, besser gesagt drei, aus dieser Zeit ist:

Paroxysmale supraventrikuläre Tachykardie.

Nein, ich will nicht angeben, ich will nur zeigen, was zur Ausbildung der Heilpraktikerin dazugehört. Und wenn ich nicht die Freude an diesen Worten gefunden hätten, hätte ich vermutlich die Ausbildung irgendwann aufgeben müssen. So aber konnte ich mich immer aufs Neue auf die Dienstage freuen.

Wir waren eine tolle Truppe von Frauen. Neun Interessierte in der Dienstagsgruppe, mit einer Lehrerin, die den Unterrichtsstoff sehr anschaulich rüberbrachte. Wenn die Nieren Thema waren, ging sie morgens, auf dem Weg zur Schule, beim Schlachthof vorbei und brachte uns Nieren mit, damit wir die sezieren konnten. So ging es mit fast allen Organen.
Die Wirbelsäule ließ sie uns in drei Gruppen töpfern. Eine Gruppe machte die Halswirbel, die andere

Gruppe die Brustwirbel und die dritte Gruppe die Lendenwirbel mit Becken. Und dies musste so passen, dass es danach als eine Wirbelsäule aufeinandergesetzt werden konnte.

Die Krankheiten mussten wir als Theaterstück aufführen. Und hierbei haben wir gelernt, dass das Gelernte, wenn man sich richtig schieflachen kann, viel besser sitzt, als wenn es nur stur auswendig gelernt wird.

Natürlich gab es auch Themen, da ging kein stur auswendig lernen dran vorbei. Die Gesetzeslage für Heilpraktiker. Hier war klar, dies muss so festsitzen, dass du nachts um 3 Uhr geweckt werden kannst und die Paragrafen runterleiern können musst. Denn die kommen bei der Prüfung immer dran. Jeder Heilpraktiker muss ganz klar wissen, was er nicht darf. Mehr noch als das, was er darf.

Dem kann ich aber auch zustimmen, da dies ein Beruf ist, der nicht einmal voraussetzt, dass man eine Schule besucht. Ich muss nie einen Patienten gesehen haben und kann mich trotzdem zur Prüfung anmelden. Wenn ich gut bin im Lernen, bekomme ich meine Urkunde und darf mir mein Schild raushängen. Daher ist es wichtig den Prüfling darauf abzuklopfen, ob ihm die Verantwortung bewusst ist, in die er nach der bestandenen Prüfung entlassen wird.

Ich hatte das Glück eine gute Lernpartnerin und Begleiterin im Kurs zu finden. Wir konnten immer eine Fahrgemeinschaft bilden, trafen uns oft zum Lernen und konnten uns gut unterstützen.

Sie hat den Abschluss auf das erste Mal hinbekommen, ich brauchte zwei Versuche. Dies ist aber ganz normal, vor allem, wenn man nicht vom Fach ist, sprich, keine medizinische Vorbildung hat.

Meine erste schriftliche Prüfung habe ich mit Bravour bestanden. Dies ermöglicht den Weg zur mündlichen Prüfung, die für alle Prüflinge eine echte Hausforderung darstellt.

Ich war als erstes im Raum, suchte mir einen Platz am Tisch, dann kamen meine zwei Prüfer herein. Deren Platz war schon festgelegt, so kam es, dass wir leider etwas weit auseinander saßen. Da mein Hörvermögen schon damals nicht mehr 100 % funktionierte, musste ich einige Male eine Frage wiederholen lassen, da ich diese nicht ganz verstanden habe. Dies hat mich dann irgendwann so verunsichert, dass ein kompletter Blackout kam. Die Prüfer stellten mir eine Frage. Bei mir war Leere. Ich schaute vor mich hin. Da war nichts mehr. Gar nichts.

Dann sagte der eine Prüfer zum anderen: „Hat sie mich nun verstanden, oder nicht?"

Ich dachte mir nur: So schwerhörig bin ich dann auch wieder nicht.

In dem Moment war klar, die Prüfung kann ich in die Tonne treten. Als die beiden dann noch meine

Wissenslücke entdeckt hatten, die ich bewusst in Kauf genommen habe, da man wirklich nicht dieses komplette Wissen auf einmal abrufbereit zur Verfügung haben kann, da war die Sachlage klar. Auf Wiedersehen.

Ich habe einige Wochen gebraucht, um mich wieder zu berappeln. Um einen erneuten Anlauf zu nehmen. Wenn die mündliche Prüfung nicht bestanden ist, ist auch die schriftliche Prüfung hinfällig. Somit nach sechs Monaten nochmals das Ganze von vorne.

Erneut Anmeldung zur schriftlichen Prüfung. Erneut mit Bravour bestanden. Ausgerechnet in der hektischsten Jahreszeit in meinem zwischenzeitlich Vollzeitjob, wo wir zu dieser Jahreszeit jeden Tag 10 – 12 Stunden arbeiten mussten, fiel der Termin für die mündliche Prüfung.

Gleichzeitig habe ich noch meine Schwester begleitet, die zwischenzeitlich sterbenskrank war und im Krankenhaus war. In dieser Zeit lebte ihre Tochter bei mir, damit sie mit ihren 17 Jahren nicht sich selbst überlassen war. Das Zimmer von Lukas war in der Zeit frei, da er ein Schuljahr bei seinem Vater in Australien verbrachte.

Also kamen hier ein paar Komponenten zusammen, die die Zeit als sehr turbulent beschreiben lassen.

Ich dachte, nie im Leben schaff ich hier den Stress der mündlichen Prüfung. Ich hatte sprichwörtlich die Hosen gestrichen voll. Ging aber hin. Ich betrat den

Prüfungsraum. Meine zwei Prüferinnen saßen schon da.

Ich sagte: „Ich höre etwas schlecht, ich setze mich etwas näher zu Ihnen."

Und dann ging es los. Bei der mündlichen Prüfung wird man buchstäblich durch die Mangel gedreht. Und irgendwann, wenn man Glück hat, kommt man hinten wieder raus. Dann heißt es: „Tut mir leid."

Oder wie bei mir, in diesem Fall: „Herzlichen Glückwunsch."

Ich konnte es nicht glauben. Hatte ich mich verhört? Wirklich herzlichen Glückwunsch. Ja, sie lachen. Sie strecken mir die Hand entgegen zum Gratulieren. Mir liefen die Tränen runter. Ich habe gelacht und geweint. Glauben konnte ich es noch nicht. Das kam erst später an.

Die Urkunde habe ich mit 1 € Stücke bezahlt. So blieb ich dort in Erinnerung und fuhr dann heim.

Ich, Heilpraktikerin.

Es war nicht mein Ziel diesen Beruf auszuüben. Ich wollte nur das Wissen. Und dies hatte ich nun. Sogar geprüft. Ich war einfach stolz auf mich und bin es noch heute.

Kurz nach der bestandenen Prüfung besuchte ich meine sterbenskranke Schwester im Krankenhaus. Sie war zu der Zeit die Einzige, die wusste, dass ich einen zweiten Anlauf für die Prüfung genommen hatte. Da sie zu der Zeit aufgrund des Hirntumors fast keine Sprache zur Verfügung hatte, hatte ich Hemmungen ihr mit meiner Freude der bestandenen Prüfung entgegenzutreten. So habe ich erst banale Sachen aus dem Familienleben erzählt. Ich habe aber ehrlich unterschätzt, wie wichtig Sterbenden die Anteilnahme am Geschehen ist. Sie hat irgendwann mit sehr viel Mühe deutlich machen können, dass sie gerne das Ergebnis meiner Prüfung wissen wollte.

Als ich ihr sagte, dass ich die Prüfung bestanden habe und nun tatsächlich Heilpraktikerin sei, hat sie sich total für mich gefreut. Wir haben zusammen gelacht und geweint.

Dies hat für mich einen neuen Einblick ins Leben nehmen lassen. Sterbende können sich daran freuen, wenn es bei den noch nicht Sterbenden gut weitergeht.

Auch heute, wo ich das aufschreibe, laufen mir bei dieser gemachten Erfahrung noch die Tränen runter. Nur ein wenig wegen Trauer, mehr wegen der schönen und guten Erfahrung.

Im darauffolgenden Jahr kamen noch ein paar Stolpersteine, die überstolpert werden mussten.

Meine Nichte, die in dieser Zeit, wie schon gesagt, bei mir wohnte, da meine Schwester, ihre Mutter, leider aufgrund ihrer Krankheit nicht mehr für sie sorgen konnte und kurz drauf auch starb, zeigte auf, dass sie viel Hilfe benötigte, die ich nicht alleine leisten konnte. Zum Glück leben wir in einer Gesellschaft, in welcher es möglich ist, in Notfällen psychologische Unterstützung zu bekommen. Trotz der sozialen und menschlichen Katastrophe, die sich zeitgleich in unserem Wohnort zutrug und deutschlandweit für Aufsehen und Entsetzen sorgte. Der Amoklauf von Winnenden.

Ich war sehr froh und dankbar, dass meine Nichte trotz dem, dass alle Psychologen in der Schwere der zu bewältigenden Krise eingebunden waren, Hilfe bekam und wir somit nicht die ganze Tragik allein bewältigen mussten. Und meiner Nichte bin ich auch sehr dankbar, dass sie bereit war professionelle Hilfe anzunehmen.

Von meiner verstorbenen Schwester habe ich die darauffolgenden Jahre immer wieder sehr intensiv geträumt. Wir sind uns im Traum oft begegnet. Manchmal konnte ich mich ihr zuwenden, in anderen Träumen konnte ich dies nicht, da mir der Verstand sagte: „Sie ist gestorben, sie kann nicht hier sein." Dann, nach einigen Jahren hatte ich noch einen Traum mit ihr. Es war eine sehr nette Begegnung und zum Abschied sagte sie zu mir: „Das nächste Mal sehen wir uns bei mir."

Da war ich plötzlich hellwach und hatte ziemliches Herzklopfen...

Im Jahr 2010 folgte dann ein Schlag auf den nächsten und die weltweite Wirtschaftskrise hatte zur Folge, dass ich, kaum dass mein Sohn nach einem Jahr in Australien bei seinem Papa zurück war, meine Arbeit verlor. Ich hatte keine Ahnung, wie ich dies wirtschaftlich schaffen sollte.

Mein Sohn nahm in der Zeit, weil es altersmäßig möglich war, eine Arbeit in einem Supermarkt bei der Pfandrücknahme an und hat sich über diesen Verdienst sein erstes Fahrzeug und den Führerschein zusammengespart. Hier kam auch augenzwinkernd der Satz von ihm: „Einer muss ja Geld verdienen."

Während meine Arbeitslosigkeit kam ich in den Genuss von einigen Kursen, die mich für das kommende Berufsleben stärkten und bereits nach wenigen Monaten hatte ich eine feste Zusage in einer Hausverwaltung in Stuttgart, als Assistentin der Geschäftsleitung anfangen zu können. Vollzeit.

Dies war im Nachgang betrachtet meine interessanteste Arbeitsstelle. Die ersten Monate waren voll mit neuen Informationen. Mir rauchte jeden Abend, wenn ich die Tür hinter mir zumachte, sprichwörtlich der Kopf. Ich wurde aber mit einem Chef belohnt, der mir sehr viel freien Raum ließ, mich mit Lob überhäufte, so dass ich in einen Modus kam, der meinen Ehrgeiz so anregte, dass ich diesen Menschen auf keinen Fall enttäuschen wollte, da er mich aus der Arbeitslosigkeit herausgeholt hatte, mir eine Chance gab, obwohl ich damals schon sehr nah bei den 50 Jahren angekommen war und branchenfremd.

Von allen Seiten wurde ich unterstützt. Ich hatte sehr nette Kolleginnen und Kollegen. Mir wurde das Fuß fassen extrem leicht gemacht und dies, obwohl meine Vorgängerin mehr als 30 Jahre diesen Platz ausgefüllt hatte und dieser altershalber frei wurde.

Es wurden nie Vergleiche angestellt, sondern ich wurde so angenommen, wie ich war. Dies war eine sehr schöne Erfahrung.

In dieser Zeit war ich über 11 Stunden fünf Tage die Woche von zu Hause weg. Musste trotzdem das Drumherum alleine stemmen. Sprich einkaufen, kochen, putzen, soziales Leben aufrecht erhalten... Aber die Dankbarkeit, wieder eine Arbeit zu haben, hat die Anstrengung aufgewogen.

Und wie im Leben immer wieder Phasen sind, wo ein Stolperstein am anderen aufgereiht auf einen warten, so kommen im Leben auch wieder Phasen, wo eine gute Fügung in die nächste greift.

Ein Jahr, nachdem ich meine neue Arbeitsstelle angetreten hatte, kam eine weitere sehr positive Veränderung in mein Leben.

Ich war im Internet mit dem Name Ospesa bei einer Partnervermittlungsplattform angemeldet. Dies hat in Ludwigsburg die Neugier eines ebenfalls bei der Partnerbörse aktiven Mannes geweckt und er hat mal recherchiert, was Ospesa heißen könnte. Er fand ein Krankenhaus in Afrika und seine Neugier wurde noch größer. Sie wurde so groß, dass er mich angeschrieben hat und wissen wollte, was ich in diesem Krankenhaus in Afrika gemacht hätte.

Ob er enttäuscht war, als sich herausstellte, dass Ospesa sich zusammensetzte aus Ossig, Petra Sabine, habe ich nie gefragt. Aber dann hatten wir schon Kontakt und merkten sehr schnell, dass wir uns sympathisch waren und vor allem den gleichen Humor hatten. Wir waren immer noch im schriftlichen Austausch, noch kein Telefonat, geschweige denn ein persönliches Treffen, da wurde unser Austausch immer gewürzt mit einem guten Witz.

Da ich gleichzeitig aber schon länger mit einem Klaus schriftlich in Kontakt war, und der neue Kontakt Dieter hieß, sollte man eigentlich vorsichtig sein, wenn man mit beiden abwechselnd schreibt.

Entweder sollte man nur schreiben: Hallo Du... oder Hallo Lieber,

Was man auf jeden Fall vermeiden sollte: An Dieter zu schreiben und dies beginnen mit: „Hallo Klaus..."

Was man dann auf gar keinen Fall machen sollte, dies auch noch abzuschicken.

Tja, zu spät. Es war weg. Blöd. Ist halt passiert. Ich dachte: Ok. Tschüss Dieter. War nett, aber dumm gelaufen...

Mit was ich nicht gerechnet hätte war die Rückmeldung:

WER IST KLAUS?

Und alle weiteren Nachrichten waren mit Klaus-Dieter unterschrieben.

Da wir datumsmäßig nah am 06.12. waren, war eine weitere Nachricht unterschrieben mit Nikoklaus.

Und ich dachte dann: Diesen Witzbold muss ich kennenlernen. Der Humor ist einfach umwerfend.

Somit bin ich vorgeprescht, habe am 07.12. ein Treffen vorgeschlagen und seit dem Tag war klar: Da hat kein Klaus noch eine Chance, kein Martin, kein Thomas, kein Uwe, kein …

Ich hatte ihn getroffen. Mit bald 50 Jahren. Kaum zu glauben und oft davor, aufzugeben. Dann wurde mir klar, ich konnte mein passendes Deckelchen gar nicht früher finden, da er vorher nicht frei war. Er war viele, viele Jahre eingebunden in eine gut funktionierende Familie. Bis für ihn entschieden wurde, dass dies in einem Ende mündet.

Bis Dieter dann die Energie gefunden hat wieder aufzustehen, Kinder, Arbeit und Haushalt gut organisiert bekommen hat, sich geschüttelt hat und sein Krönchen zurechtgerückt hat, war er gedanklich so frei, sich auf was Neues (sprich mich) einzulassen.

Zusammen hatten wir fünf Kinder, die zum Glück nicht mehr familienmäßig zusammengefügt werden mussten, da alle mehr oder weniger erwachsen waren. Nach ca. zwei Jahren verteilt auf zwei Haushalte, habe ich mich, in Absprache mit Lukas, entschieden bei Dieter einzuziehen. Lukas war 19 Jahre alt und bekam ein fettes Grinsen ins Gesicht, als ich ihn fragte, ob er sich vorstellen könnte in der Wohnung wohnen zu bleiben, die Kosten übernehme ich und er hat somit sein Reich.

Dies liest sich jetzt alles sehr einfach und hürdenlos. Aber natürlich waren hier auch viele Schwierigkeiten zu bewältigen. Ich würde diese Schwierigkeiten im Nachgang aber alle einsortieren unter: So ist das Leben und dies ist alles ganz normal. Alles nur zum Lernen für uns bereitgestellt.

Sehr schnell wusste ich: Hier steht ein Mann vor mir, bei dem ich mir das erste Mal im Leben wirklich vorstellen kann JA zu sagen.

Dieter muss ich heute noch anrechnen, dass ihn dies nicht in die Flucht geschlagen hat, da er zwei Ehen hinter sich hatte und für ihn klar war: eine dritte Ehe kommt nicht in Frage.

Somit wurde dies immer wieder ein Diskussions-thema, bei welchem ich die Seite vertrat: „Warum muss ich von deinen Erfahrungen mein Leben bestimmen lassen? Ich war noch nie verheiratet, stehe nun vor dem Mann, dem ich von Herzen zustimmen kann."

Er vertrag die Meinung, dass das Vertrauen in das Eheversprechen für ihn nicht mehr wirklich Bestand hat, da es schon zweimal nicht gehalten hat.

Beide Seiten hatten ihre Berechtigung. Aber ich wäre nicht Frau und nicht Widder, wenn ich nicht irgendwann etwas bockig gesagt hätte:

„Selbst wenn Du mich nun fragen würdest, würde ich NEIN sagen... Thema beendet."

Damit konnte wieder Frieden einkehren, da das Thema beendet war und es für die Beziehung ja auch keine Änderung bedeutete. Wir waren weiterhin glücklich, haben den Alltag zusammengelebt und schöne Urlaube verbracht.

Ich habe weiterhin viele Bücher verschlungen und immer wieder betont, dass ich meine Bücher liebe und auch wirklich ein Buch in der Hand brauche. Mit so einem E-Book konnte und wollte ich mich nicht anfreunden. Dies war kein leiser Gedanke, sondern mehrmals laut und deutlich ausgesprochen.

Toll, als dann Weihnachten 2014 kam und ich mein Geschenk auspackte. Ein E-Book. Erster Gedanke?

Ganz ehrlich?

OK, Mann halt. Nicht richtig zugehört. Aber vielleicht für den Urlaub ja ganz nützlich.

Ich habe mir noch höflich zeigen lassen, wie man das Ding anschaltet, wie man die Lektüre auswählt und ganz wichtig, wie man es wieder ausschaltet und beiseitelegt.

Aber ich lasse mir von sowas nicht die Laune und Weihnachten verderben. Ist abgehakt unter: Gut gemeint.

Als ich es dann etwas schnell wieder auf die Seite gelegt hatte, war Dieter doch etwas irritiert und sagte: „Schau mal genauer hin, da ist eine Beschreibung drauf."

Ich habe es nochmals geöffnet, Dieter zeigte mir den Pfad, den ich einschlagen sollte und da war ein Skript mit mehreren Seiten.

5 Gründe, warum man nicht heiraten sollte

Überschrift: Fünf Gründe, warum man nicht heiraten sollte.

Geschrieben von Dr. Virginia Summer.

Dann viele Zitate von bekannten Persönlichkeiten, warum man auf eine Ehe gut verzichten kann. Das haben wir zusammen Seite für Seite gelesen und ganz hinten, auf der Letzten Seite stand dann:

PETERLE, WILLST DU MICH HEIRATEN?

Hatte ich es gleich kapiert? Ich weiß nicht mehr. Ich wusste nur: Peterle war ich. Koseform. In dem Moment, als ich mich zu Dieter rumgedreht hatte und gesehen hab, er meint es ernst, ist bei mir richtig der Groschen gefallen.

Vielleicht hat er auch auf meine obige Aussage gehofft: „Auch wenn Du mich fragen würdest, würde ich NEIN sagen." Aber er hat nicht geschaut, als würde er auf ein Nein hoffen.

Ich konnte auch nichts anderes sagen als JA!

Da war er wieder. Der Humor, den ich so liebte. Die Überraschungen, mit denen ich überhaupt nicht rechnen konnte. Einfach liebenswert.

Am liebenswertesten an diesem Menschen empfand ich sein Verantwortungsgefühl seinen Kindern gegenüber. Es war definitiv nicht immer leicht, uns alle unter einen Hut zu bekommen. Doch für uns beide war immer klar: Unser Glück könnte nie Bestand haben, wenn dadurch die Notwendigkeiten, die Zuwendung für die Kinder (auch wenn sie mehr oder weniger erwachsen waren) nicht mehr gegeben wäre. Hier haben wir uns von Anfang an unterstützt, ergänzt und viel aneinander gelernt.

Wir haben dann im Mai geheiratet. Es war ein einfaches und schönes Fest. Dies war das Jahr 2015.

Flüchtlingskrise

Schon wenige Monate nach der Hochzeit wurde das mediale Interesse weltweit bestimmt von den Flüchtlingsströmen, die sich auf Europa zubewegten. Auch wir saßen jeden Abend vor den Nachrichten und waren schlichtweg überfordert.

Dann kam für uns eine wegweisende Sendung von Ranga Yogeshwar. Er hat dies mit seinem typisch analytischen Verstand auf den Punkt gebracht. Mit folgendem Satz, der bei uns dann die Lösung gebracht hat:

Er sagte: „Ja, selbst wenn wir bis Ende des Jahres eine Mio. Flüchtlinge ins Land bekommen. Dies ist eine große Zahl. Das sind viele Menschen.
Wir sind 80 Mio. Deutsche. Dies würde bedeuten: 80 Menschen kümmern sich um einen Flüchtling."

Dies nimmt den Schrecken wieder raus und relativiert die Zahlen.

Wir haben Dieters Haus unter dem Gesichtspunkt angeschaut, wie können wir eine einfache Veränderung machen innerhalb des Hauses, damit wir eine kleine syrische Familie aufnehmen können.

Alle Kinder waren zwischenzeitlich auf eigenen Füßen.

Somit konnte das untere Stockwerk mit wenig Aufwand verändert werden, damit ein großer Raum, ein Bad und eine einfache Küche zur Verfügung standen.

Wir haben dann über das Café International Kontakt zu einer syrischen Familie gesucht und fanden schnell die Familie, die zu uns passte. Mama, Papa, Kind.

Dies hat tatsächlich bedeutet, wir zwei kümmerten uns um drei Flüchtlinge und gaben somit vielen Personen, die in anderen Städten an Demonstrationen teilnahmen, gegen die Flüchtlinge, die Freiheit nichts tun zu müssen.

Wir haben ein ganzes Jahr mit „unseren" Syrern unter einem Dach zusammengelebt. Die eingebaute Zwischentüre hatte zwar ein Schloss, wurde aber nie abgeschlossen. Das Weihnachtsfrühstück zelebrierten wir gemeinsam. Familienanschluss, gegenseitig, war für uns alle selbstverständlich.

Wir haben es mit Offenheit und Zielstrebigkeit geschafft, dass die Familie sich innerhalb kurzer Zeit selbst versorgen konnte, indem Dieter den Vater der Familie in seinem Beruf (trotz nicht abgeschlossenem Studium) untergebracht hat. Somit konnte er sich als Ernährer seiner Familie selbst beweisen, was für ihn sehr wichtig war.

Heute, rückwirkend betrachtet, hatten wir sehr viel Glück, wer hier aufeinandergetroffen ist. Wir haben uns alle sehr gut ergänzt. Wir haben sehr ehrgeizige Flüchtlinge aufgenommen, deren Ziel es vorrangig war, ihre Chance in Deutschland zu nutzen, sprich, nicht Deutschland auf der Tasche zu liegen, sondern am Sozialsystem schnell ein produktiver Teil zu sein. Arbeiten und seinen eigenen Beitrag leisten.

Nach einem Jahr gemeinsamen Lebens haben Dieter und ich dann entschieden, dass wir aus dem Großraum Stuttgart raus wollen. Es wurden uns zu viele Menschen. Zu viele Autos.

So kam es, dass die Pläne, in den Schwarzwald zu ziehen immer mehr Struktur annahmen. Unsere Kinder waren unabhängig. Unsere syrische Familie hatte innerhalb eines Jahres einen guten Stand erreicht, somit stand unserer Planung nichts im Weg.

Das Haus war schnell verkauft, dafür haben wir uns in ein Wohnprojekt im Schwarzwald eingekauft und unseren Schützlingen konnten wir im Raum Ludwigsburg eine gute Wohnsituation vermitteln, in welcher sie ihre Selbständigkeit vollkommen übernehmen konnten.

Bis heute sind wir bei wichtigen Fragen noch Ansprechpartner. Ein klein wenig Mama und Papa-Ersatz. Und das ist schön.

Wenn wir diese Zeit reflektieren, sagen wir beide, es war gut das Fremde kennenzulernen und nicht in der Angst zu erstarren, was da europaweit auf uns zukommt. Ohne Frage, es war nicht alles gut, wer und was ins Land gekommen ist. Aber ich wage zu behaupten, der größte Teil ist bemüht hier anzukommen und seinen Beitrag an einem guten Weiterkommen zu tragen.

Durch den Umzug nach Enzklösterle hatten wir noch zwei Jahre eine etwas außergewöhnliche Lebensstruktur. Ich hatte unter der Woche eine kleine Pendlerwohnung in Stuttgart. Zusammen mit Lukas, der zwischenzeitlich eine WG ausprobiert hatte, dort aber nicht wirklich Fuß fassen konnte und somit meinem Vorschlag zugestimmt hatte, zusammen eine WG zu gründen. Nicht mehr wie Mama und Sohn, sondern gleichberechtigt und mit gleicher Aufgabenteilung.

Über diese Pendlerwohnung, von mir von Montagfrüh bis Donnerstagnachmittag bewohnt, hatte ich nochmals ein ganz neues Bild auf den Stuttgarter Westen. Davor war für mich Stuttgart ein notwendiges Übel zum Geld verdienen. Früh hin, nachmittags nichts wie raus. Ich konnte nie verstehen, wie man freiwillig in Stuttgart wohnen wollte.

Doch für diese zwei Jahre, mit dem Gegensatz am Wochenende die Ruhe und dem vielen freien Raum vom Schwarzwald und unter der Woche das pulsierende Leben von Stuttgart, hat meinen Blick auf Stuttgart verändert. Gleichzeitig zu entdecken, der Westen von Stuttgart hat Dorf-Charakter, war genial. Der Kassierer vom Supermarkt an der Ecke kennt alle seine Kunden. Viele mit Namen. Macht mit jedem sein Späßchen.

Auto am besten Montag in der Früh abstellen und bis Donnerstag nicht mehr bewegen. Einmal den Parkplatz aufgegeben, ist er weg. Und mit den

Öffentlichen kommt man eh überall gut und einfach hin.

Es war auch nochmal großartig mit Lukas zusammen zu wohnen. Dies hatte nun einen anderen Charakter. War auf einer erwachsenen Ebene angekommen. Durch den schnellen Auszug einige Jahre davor, hatten wir kein langsames Reinwachsen in die Trennung. Jetzt konnten wir beide das Zusammenleben nochmals auf einer neuen Ebene genießen.

Was aber nicht im Widerspruch lag, dass nach zwei Jahren Zeit war, diesen Zustand dann auch wieder aufzulösen.

Nach zwei Jahren habe ich dann ernst gemacht und meinen Job gekündigt, den ich von Herzen gerne ausgeübt habe. 8 Jahre Hausverwaltung. Traurig. Aber ich wurde mit guten Worten gehen gelassen. Der nächste Betriebsausflug wurde dann auch für den Schwarzwald eingeplant. Mit anschließendem Kaffeetrinken bei uns im Haus, im Gemeinschafts- raum. Ich war nicht mehr Teil der Firma aber noch akzeptiert.

Die neue Freiheit war schön, allerdings wurde der freie Platz sehr schnell durch das älter werden meiner Eltern gefüllt. Erst haben wir versucht, das älter werden bei ihnen zu Hause adäquat aufzufangen, doch die Demenz meiner Mutter und die Stürze meines Vaters haben bald neue Entscheidungen eingefordert, so dass wir sie in ein neues Wohnsystem nach Bad Wildbad umgezogen haben. Dies war für einige, wenige Monate noch ein sehr freies und gut unterstütztes Leben. Ich konnte mehrmals die Woche hingehen. War für sie einkaufen, machte die Wäsche. Essen wurde im Haus angeboten. Pflege war zubuchbar, wie benötigt. Für Unterhaltung war in der Tagespflege gesorgt, wo es freitags sogar mal ein Gläschen Sekt gab.

Leider waren meine Eltern so spät in diese Entscheidung gegangen, dass diese Form des Lebens nur sechs Monate möglich war und durch die weiterhin sehr schnell fortschreitende Demenz meiner Mutter und die fast täglichen Stürze meines Vaters eine erneute Veränderung notwendig machte. Und diese Veränderung hieß nun Pflegeheim, was natürlich ein angstbesetzter Schritt ist, aber hier musste die Vernunft siegen.

Das erste Pflegeheim war leider nicht so geleitet, wie wir es uns erhofft hatten. So, dass wir noch einmal aktiv wurden und ein privat geführtes Haus in Calw fanden, wo meine Eltern zentral in einem Doppelzimmer untergebracht wurden. Zentral heißt, das Zimmer ist direkt am Gemeinschaftsraum angebaut, somit sind sie immer mittendrin und die Hilfe ist jederzeit gegeben.

Der Umzug war am 28.10.2019. Das Datum hatte für uns privat eine hohe Bedeutung, da dies der Geburtstag meiner verstorbenen Schwester ist, die älteste Tochter meiner Eltern. Dann gab es als erstes Mittagessen dort auch noch gefüllte Paprika, was eines der Lieblingsessen meiner Schwester war. Ich habe für mich damals entschieden: Dies ist ein gutes Omen. Hier werden meine Eltern gut betreut werden. Was bis heute der Fall ist.

Da wir uns in dem ersten Pflegeheim, in welchem uns die Betreuung nicht zugesagt hat, auch andere Bewohner mit in unsere Besuche eingebunden haben, damit wenigstens etwas Unterhaltung stattfand, habe ich zwei dieser Bewohnerinnen gesagt, dass ich sie nochmals besuchen komme und habe aus unserer Töpferwerkstatt zwei selbstgetöpferte Engelchen ins Auto gelegt, damit ich dann ein kleines Mitbringsel habe. Diese Engelchen habe ich dann einige Zeit im Auto spazieren gefahren.

Mein Auto parkte auf einem großen Supermarktparkplatz und als ich nach dem Einkaufen zurückkam, parkte ein Fahrzeug neben mir, welches auf der Heckscheibe einen großen Spruch aufgeklebt hatte, welcher ungefähr so lautete:

„Lieber Gott schick mir bitte einen neuen Schutzengel, da bei meinem, bei der aktuellen Fahrweise der anderen, die Nerven blank liegen."

Ich fand den Spruch richtig gut, da mein Mann und ich uns immer wieder wundern mussten, wie verrückt im Schwarzwald Auto gefahren wird.

Ich habe mein Auto dann ausgeparkt, habe den Parkplatz verlassen, da fiel mein Blick auf meine beiden Mitfahrer. Die kleinen getöpferten Engelchen.

Das konnte nicht einfach so stehen gelassen werden. Ich bin viermal rechts abgebogen, bis ich wieder auf dem Parkplatz war. Das Auto stand noch da. Eines der Engelchen wurde in ein Papiertaschentuch gewickelt, nachdem ich einen kurzen Gruß von unserer Werkstatt Terra Candela drauf vermerkt hatte und das Engelchen als neuen Schutzengel vorgestellt hatte. Dann habe ich ihn in seinen neuen Wirkungskreis entlassen und an die Windschutzscheibe geklemmt.

Mit einem Dauergrinsen bin ich dann nach Hause gefahren.

Am nächsten Morgen hatte ich dann eine E-Mail von einer netten Frau im meinem Postfach. Über den Namen unserer Werkstatt hat sie uns gefunden und mir mitgeteilt, wie sie überrascht war, das Engelchen am Auto vorzufinden und Ihr Mann sie auf den Spruch an der Heckscheibe erinnern musste. Sie hat sich richtig gefreut über diese Aktion.

Wir haben uns nur einmal kurz an unserem Weihnachtsmarktstand, welcher kurz darauf stattfand, gesehen, sind aber über Whatsapp bis heute verbunden.

Da meine Eltern dann gut untergebracht waren, konnten wir uns wieder etwas mehr auf uns zurückbesinnen und haben für Weihnachten ein großes Fest angesteuert. Geplant war, dass alle vier Kinder von Dieter und die beiden Enkel vom 23.12. bis 26.12. bei uns sind. Dies war essenslogistisch eine echte Herausforderung, wurde aber erfolgreich gestemmt.

Ich habe mich damals noch nicht sehr gewundert, dass mein Herz total aus dem Takt war. Und ich meine es so, wie ich es sage. Es gab Tage, da war kein Herzschlag in dem richtigen BuBum. Da ging es BuBumBuBum, Lücke, BuBumBuBum, Lücke…

Das kannte ich schon sehr viele Jahre, allerdings nicht so extrem. Die Ärzte, die ich deshalb aufsuchte, haben mir immer versichert: Das sind die ungefährlichen Herzrhythmusstörungen. Viele Ärzte sagten sogar: „Das kenne ich selbst auch…"

Einen Kardiologentermin zu bekommen war als „Normalsterbliche" sowieso sehr schwierig, außer der Hausarzt setzt sich dafür ein. Doch in den letzten 10 Jahren sah sich kein Arzt dazu gefordert, diesen Joker zu nutzen. Somit habe ich mir mantramäßig immer wieder vorgesagt: „Es sind die ungefährlichen Rhythmusstörungen."

Aber an Weihnachten 2019 konnte das, was am Handgelenk als Rhythmus ankam, nicht mehr ignoriert werden, da hier über Tage kein rhythmischer Herzschlag mehr spürbar war.

Dieter hat mich dann dazu genötigt wenigstens meinen Hausarzt aufzusuchen.

Dieser gab mir eine Überweisung an den Kardiologen, allerdings mit meiner eigenen Verantwortlichkeit einen Termin zu vereinbaren.

Egal wo ich angerufen habe, es wäre erst nach Monaten möglich gewesen einen Termin zu bekommen. Nur in Calw war eine sehr nette Dame am Telefon, die mir wenigstens folgenden Vorschlag unterbreiten konnte:

„Wir hätten das Langzeit-EKG von Freitag an frei, könnten Ihnen dies über das Wochenende anlegen, sie bringen es montags wieder und wenn was Auffälliges rauskommt, melden wir uns."

Also kein Besuch beim Kardiologen, doch wenigstens ein Abtesten des Herzens, mittels Langzeit-EKG. Das war für mich ok.

Während der Zeit, als das EKG angeschlossen war, hatte sich der Rhythmus wieder etwas beruhigt und ich ging davon aus, dass der Stress der Vorbereitung für das Weihnachtsfest Grund für die massive Form der Störung verantwortlich war. Somit war ich nicht wirklich besorgt, als ich das Gerät montags wieder zurückbrachte.

Womit ich nicht gerechnet hatte, war, dass bereits am gleichen Tag die Praxis bei mir anrief und sagte: „Der Herr Doktor würde gerne einen Termin mit Ihnen ausmachen."

Kein Warum, kein Weswegen…

Hier geht nun die eigentliche Geschichte los, warum ich dasitze und dies alles aufschreibe.

In mir wurde die letzten beiden Jahre der Wunsch immer deutlicher, das Erlebte festzuhalten. Die Corona-Krise hat aus meiner Sicht die Zustände in unserm Gesundheitssystem nur sichtbar gemacht. Dass da viel im Argen war, ist mir bei meinen Aufenthalten im Krankenhaus schnell klar geworden und da war die Anstrengung von Corona noch kein Thema. Zwar kurz davor, aber noch nicht in Deutschland angekommen.

Diagnose

Mein Termin beim Kardiologen war dann am 10.01.2020. Dieter kam mit und saß im Wartezimmer, als ich erst mal ins Sprechzimmer geführt wurde, wo der Arzt bei mir Ultraschall machte. Ein Gespräch hat da noch nicht stattgefunden. Somit war mir auch noch nicht bekannt, was ihn veranlasst hat, mich einzubestellen.

Er hat sein Ultraschall-Lesegerät über mein Herz geführt und meinte: „Schade, dass ich derzeit keinen Studenten in der Praxis habe. Das ist lehrbuchmäßig, was ich da sehe."

Gut, für ihn, ich wusste immer noch nicht, wovon er spricht.

Dann kam die Auflösung. Er teilte mir mit, ich hätte ein Aortenaneurysma, bereits auf eine Größe von 5,4 cm ausgedehnt und eine Aortenklappen-Insuffizienz III Grades.

Aufgrund meiner Ausbildung zur Heilpraktikerin waren mir diese Sachen nicht unbekannt. Aber ich dachte in dem Moment: Das lernt man doch nur theoretisch. Das ist doch nichts für mich.

Ich wusste theoretisch, was es heißt, wenn ein solches Aortenaneurysma platzt.

Schnell. Tod.

Aber doch nicht ich.

Ich fragte den Arzt wie das sein könnte, dass ich dann im November noch über 100 km Fahrrad fahren konnte. Meiner Ansicht nach, wenn die Aortenklappe mit III Grades undicht ist (4 Grade gibt es im Ganzen), dann kann ich doch keine solchen Touren mehr absolvieren. Sprich, er muss sich da irgendwie täuschen. Hat er noch das Bild vom vorigen Patienten auf dem Bildschirm?

Er ließ sich aber nicht beirren. Auch das Abhören des Herzens ergab ganz klar die typischen Fließgeräusche, die eine solche Undichtigkeit belegen. (Pendelbewegung des Blutes, aufgrund der Undichtigkeit der Aortenklappe.)

Seine Empfehlung war dann, dass ich ab sofort nichts Schweres mehr tragen darf, sprich mich nicht anstrengen soll. Er würde mich dann nachher zusammen mit meinem Mann zu einem Gespräch ins Sprechzimmer rufen, damit das weitere Vorgehen besprochen wird.

So lange wurde ich in den Flur gesetzt, mit der Ansage, eine Sprechstundenhilfe würde sich meiner gleich annehmen. Weg war er...

Ich saß dann da. Unter Schock mit diesen neuen Erkenntnissen und wurde dann von der Mitarbeiterin, wie angekündigt, ins nächste Zimmer geholt.

Dort wurde ich verkabelt und auf das Fahrrad gesetzt. Sprich: Belastungs-EKG. (Euch dämmert

81

vermutlich schon was, bei mir hat das noch gedauert...)

Ich war noch so in meinen Gedanken gefangen, dass ich automatisch strampelte und mein Bestes gab. Irgendwann war ich dann an meiner Belastungsgrenze angelangt und wir haben die Untersuchung beendet. Im Befund stand dann später, dass mein Blutdruck auf 160/100 und der Puls auf 153 angestiegen ist.

Ich wurde wieder in den Flur gesetzt und da hat dann Dieter schon auf mich gewartet. Er wusste noch von nichts. Wie sage ich sowas? Ich hatte darin keine Übung. Bis jetzt war seine größte Sorge um mich, wenn ich von meinen langen Fahrradtouren etwas spät heimgekommen bin und es schon fast Dunkel war. Aber von einem Blutgefäß, welches sich auf über das doppelte an Durchmesser ausgeleiert hatte und jederzeit platzen konnte, musste ich noch nie berichten.

Mir fiel kein besserer Einstieg ein als:

„So wie es aussieht, bleibt mir das Pflegeheim mal erspart."

Klar, das ist jetzt nicht wirklich sehr sensibel und birgt auch nicht allzu viele Informationen, doch mir ist in dem Moment nichts Besseres eingefallen. Und durch meine Tränen, die dabei geflossen sind, hat er begriffen, da geht was Ernstes vor sich.

Ihm als Laie musste ich dann erst einmal erklären, was ein Aortenaneurysma und eine Aortenklappen-Insuffizienz bedeutet. Dann war er erst einmal ruhig und musste verdauen.

Wir durften kurz darauf rein in die heiligen Hallen. Das Sprechzimmer eines Kardiologen, was mir nun seit Jahren verwehrt war, da ich immer gesagt bekommen habe: „Das sind die ungefährlichen Rhythmusstörungen."

Der Kardiologe erklärte uns dann mit einer gewissen Begeisterung für den Beruf des Herzchirurgen, was da in Kürze auf mich zukommen sollte.

Es wurde davon gesprochen, das ganze Brustbein aufzusägen, den Teil der Erweiterung herauszuschneiden, durch eine Prothese zu ersetzen...

Er hat Bildchen auf sein Papier gemalt, um uns die Vorgehensweise zu erläutern. Meine Zwischenfrage, wie es sich dann mit der Windkesselfunktion verhalten würde, ob dies die Prothese auch erfüllen würde, hat ihn mal aufblicken lassen. Ich habe ihm erklärt, welche Zusatzausbildung ich habe und somit von der Windkesselfunktion wüsste und diese ja vom lieben Gott nicht ohne Grund eingebaut worden wäre.

(Für die Leser, die die Windkesselfunktion nicht kennen: Hier wird der Auswurf an Blutmenge aus dem Herzen in der Aorta aufgefangen. Die Aorta kann sich gleich nach dem Herzen ausdehnen und dann wird das ausgeworfene Blut gleichmäßig in den Körper weitergeleitet.)

Die Prothese kann dies nicht, aber der Mensch kann wohl auch gut ohne diese Funktion leben. Auf jeden Fall besser ohne diese Funktion als mit einem geplatzten Aneurysma.

Dies musste ich dem Fachmann so abnehmen.

Er sagte auch, dass seit wenigen Jahren eine neue OP-Art durchgeführt wird, wenn die Konstellation der Problematik beim Patienten dies zulässt, dies würde bedeuten, dass das Brustbein nicht ganz geöffnet werden muss, sondern nur ein Stück, sozusagen Minimalinvasiv. Dies müsste aber der Chirurg anhand der Voruntersuchungen entscheiden.

Weiterhin wurde besprochen, wie die Voruntersuchungen ablaufen, die er innerhalb der nächsten drei Wochen dann durchführen würde. Teils in der Praxis, teils in der Klinik.

Ich besorgte mir noch in der angegliederten Klinik hierfür die Termine und dann gingen wir meine Eltern besuchen. Die Diagnose musste erst einmal bei uns ankommen.

Meine erste Reaktion zu Hause war die Aussage: „Ich lass mich nicht operieren. Wenn mein Schicksal ist, dass ich jetzt abberufen werde, dann ist es so."

Aber auch meine Schwester sagte, damit kann man nicht einfach weitermachen wie bisher. Wenn die

Diagnose da ist, kann man nicht so leben, als wäre sie nicht da. Das geht tatsächlich für einen selbst nicht und das geht auch nicht für den Partner, dies wäre schlichtweg unzumutbar.

Verarbeitung

Und diese nächsten Tage zeigten mir dann auch mal wieder, was die Psyche für Auswirkungen hat.

Wie gesagt, saß ich im November, bereits mit dem gleichen Zustand in meinem Körper (damals noch nicht bekannt) für über 100 km auf dem Fahrrad. Kaum hatte ich die Diagnose, strengte mich jede Treppe an, die ich erklimmen musste. Ja, es war ein Erklimmen. Ich kam oben an und war außer Atem.

Im Laufe der nächsten Tage kamen dann auch ein paar Fragen in mir hoch, die ich dringend mit dem Arzt besprechen wollte. Im ersten Schock zeigen sich die Fragen nicht gleich.

Somit habe ich meinen Kardiologen per Mail kontaktiert und meine Fragen gestellt. Dann kam die erste Reaktion, die mich einige Monate begleiten sollte.

Mein Mail und meine Fragen wurden mit folgendem Rückmail beantwortet.

„Liebe Frau Ossig,

jetzt warten wir erst mal in Ruhe alle Untersuchungen ab und **bitte jetzt nicht überreagieren**."

Mit so einer Antwort schießt sich für mich mein Gegenüber ins Aus. Auch wenn die Auswahl der

Kardiologen, die einen aufnehmen, nicht wirklich groß ist. Aber diese Ignoranz und Arroganz in der Unterstellung, ich würde überreagieren, war für mich nicht akzeptabel.

Wenn ich etwas war, dann ruhig.

Ich hatte eine potenziell tödliche Diagnose bekommen. Hierzu hatte ich ein paar Fragen. Das war das Faktum.

Ein patientenzugewandter Arzt wäre aus meiner Sicht einer, der so eine Diagnose feststellt und im Anschluss sagt:

„Lassen Sie die Information ein paar Tage auf sich wirken. Erfahrungsgemäß kommen dann erst die Fragen. Hier haben Sie meine Rufnummer, meine E-Mail-Anschrift, bitte kontaktieren Sie mich dann, damit wir die Fragen beantwortet bekommen."

Dieter und ich, wir haben dann Kontakt zu einer befreundeten Ärztin aufgenommen, welche zwar in dem Bereich Kardiologie nicht etabliert ist, doch gute Kontakte hatte und somit meine Fragen abklären und beantworten konnte. Sie hat als Abschluss-Satz am Telefon noch gesagt: „Petra, wenn Du eins nicht tust, dann überreagieren. Du bist sogar erstaunlich ruhig, für die Diagnose, die Du erhalten hast."

Danke.

Da nun aber mein Körper sich plötzlich tatsächlich so verhielt, wie sich ein normaler Körper mit

Aortenklappen-Insuffizienz III Grades verhält, auch der Blutdruck etwas Kapriolen schlug, haben wir uns kurzfristig überlegt den Weg abzukürzen und ich ging stationär ins Krankenhaus, um die notwendigen Untersuchungen für die OP dort durchzuführen.

Also, ich ging da nicht hin, sondern wurde per Notarztwagen/Sanka liegend dorthin gebracht.

Vorbereitung auf die OP / Voruntersuchungen

Da auf der Kardiologischen Abteilung kein Bett frei war, kam ich auf die Innere Abteilung, Station Bauchchirurgie. Mir war dies allerdings nicht bewusst, so dass ich etwas unbedarft dort eine Ärztin fragte, wie sich das mit der bevorstehenden OP verhält.

Sie sagte: „Vermutlich wird dies auf zwei Operationen gemacht. Erst das Aneurysma. Dann die Aortenklappe."

Eine einfache Antwort, so von wegen: „Ich bin keine Kardiologin, hierzu kann ich Ihnen leider keine Auskunft geben, ich schicke Ihnen aber jemand, der die Fragen beantworten kann." hätte es auch getan. So lag ich bedäppert in meinem Bett und dachte: Das kann nicht wahr sein, zwei OPs.

Die Voruntersuchungen wurden sehr gut organisiert und terminiert. Erst wurde ein CT unter Kontrastmittelgabe gemacht, um die genaue Größe des Aneurysmas zu ermitteln. Hier zollt meinem Kardiologen der volle Respekt, da die 5,4 cm, die er bei der Ultraschall-Untersuchung ermittelt hat, genau stimmte.

Die nächste Untersuchung, das Schluck-Echo, wurde von einem Pfleger vorbereitet, dem man die Freude an seinem Beruf schon von weitem anmerkte. Er konnte über seine witzige, flapsige Art die aufkommende Angst vor der unbekannten Untersuchung so in die Ecke drängen, dass man bereits wieder draußen war, ohne überhaupt auf den Gedanken zu kommen, man hätte etwas Unangenehmes vor sich. Beim Schluck-Echo wird der Zustand der Herzklappe angeschaut, die Probleme bereitet. Und somit wird anhand dieser Untersuchung entschieden, ob die eigene Herzklappte wieder eingebaut werden kann oder ob ein Klappenersatz notwendig wird.

Zu den Untersuchungen werden die Patienten immer mit ihren Betten gebracht, vermutlich, damit man nach der Untersuchung, wenn man etwas belämmert ist, nicht unterwegs verunglückt, sondern wieder im Ursprungszustand in das Zimmer zurückkommt.

So wurde ich mit meinem Bett vor dem Untersuchungszimmer für das Schuck-Echo abgestellt, allerdings war mein Bett am Rückenteil auf Sitzposition gestellt. Der junge Mann kam mit Schwung und Witz heraus, sah mich und fragte: „Darf ich Sie um die Ecke bringen."

Genial. Sofort war eine entspannte Situation. Kein Gedanke mehr an die bevorstehende unangenehme Untersuchung.

Dann schaute er auf mich, sitzend, mit hochgestelltem Rückenteil meines Bettes und fragte mich: „Haben Sie was dagegen, wenn ich Sie flachlege."

Vielleicht kommt der Humor nicht bei allen gut an, aber für mich war das genau richtig. Ich war so entspannt, als es an die Untersuchung ging, dass es schon rum war, bevor ich fertig war mit lachen.

So Menschen braucht es im Krankenhaus.

Als dritte und letzte Untersuchung, zur Vorbereitung auf die OP, wurde eine Herzkatheter-Untersuchung gemacht. Dies hört sich nicht nur so an, sondern ist auch unangenehm.

Da bei mir als Frau am Arm leider nicht das von der Größe passende Gefäße gefunden wurden, musste der Zugang über die Leiste gelegt werden. D. h. nach einer örtlichen Betäubung wird der Zugang über die Beinarterie gelegt. Hierbei wird eine kleine Kamera bis zum Herz vorgeschoben. Meine Frage, ob der Weg erspürt wird, wurde damit beantwortet, dass sensible Menschen manchmal feststellen können, auf welcher Höhe die Kamera im Körper ist. Ich habe sie dann tatsächlich den Aortenbogen entlangfahren spüren. Seitdem zähle ich mich zu den sensiblen Menschen, auch wenn mir mein Mann dies, wenn wir eine Auseinandersetzung haben, absprechen würde.

Beim Herzkatheter wird generell der Zustand des Herzens überprüft. Gibt es Engstellen in den Coronararterien? Dies wird über einspritzen von Kontrastmittel und gleichzeitigen Röntgenauf-nahmen ermittelt.

Mein Herz wurde als in sehr gutem Zustand dokumentiert. Da diese Untersuchung im nüchternen Zustand durchgeführt wird, da hier immer wieder doch Komplikationen auftreten können, die dann zu einer sofortigen Not-OP führen, wurde mir nach Beendigung der Untersuchung gesagt, dass wenn ich nun zurück auf Station komme, dürfte ich gerne etwas Essen. Mein Bett dürfte zwar noch nicht in abgewinkelte Sitzposition gestellt werden, da ich noch mindestens drei Stunden einen Druckverband mit aufgelegtem Sandsack haben müsste, allerdings könnte das gesamte Bett in eine Schräglage gestellt werden, so dass ich an mein Beistelltischen, sprich mein Essen, kommen könnte.

Nachdem dann schon früher Nachmittag war, hat mich diese Info natürlich gefreut. Denn was kann man im Krankenhaus anderes machen als essen?

Zurück auf Station hat noch kurz eine Ärztin nach mir geschaut. Sie bat ich, ob sie mein Bett bitte in die erlaubte Schräglage stellen könnte, da mein Essen bereits neben mir war, aber in unerreichbarer Höhe.

Die Ärztin war wohl in der Technik des Bettes nicht so bewandert und schickte mir die Azubine. Ich erklärte ihr, dass ich mich nicht aufsetzen darf, somit nicht das Rückenteil hochgestellt werden darf. Dass aber sehr wohl die ganze Liegefläche schräg gestellt werden darf, damit ich an mein Essen rankomme.

Ok. War noch nicht im Ausbildungsplan mit drin, wie man das Bett bedient.

Mein Essen war immer noch außer Reichweite und inzwischen auch schon deutlich abgekühlter, Bett immer noch ganz unten und flach wie ne Flunder. Dann fragte ich nochmal höflich, ob sie nicht vielleicht eine Kollegin holen könnte, die weiß, wie das Bett zu verstellen sei.

Sie kam zurück mit der fertig ausgebildeten Pflegerin, die allerdings leider das Problem auch nicht lösen konnte. Dafür hatte sie eine sehr vernünftige Idee.

Sie schaute mich an und meinte dann im Brustton der Überzeugung:

„In drei Stunden dürfen Sie ja wieder sitzen. Sie können doch dann ihr Essen einnehmen."

Vernünftig aus der Warte einer Person, die schlichtweg nicht auf die Technik des Bettes geschult ist. Weniger vernünftig aus der Warte einer Patientin, die den ganzen Tag noch nichts zu Essen bekommen hat und deren Essen in absoluter Reichweite steht.

Dies musste ich auch nicht weiter erklären. Ich glaube, sie hat mir angesehen, dass dieser Vorschlag nicht meiner Vorstellung entsprach.

Die herbeigerufene Stationsleitung konnte das Bettenproblem dann lösen. Zwar mit einem recht dicken Hals und einem zornesroten Kopf.

Ich sah das anders:

Nachdem alle Beteiligten (außer mir) mit herumstanden, haben hier drei Personen durch mich etwas gelernt. Bediene als Krankenschwester die Technik eines Krankenhausbettes.

Alle zufrieden und ich nach 15 Minuten auch noch satt und zufrieden.

Sechs Stunden nach dem Eingriff sollte dann von einer Ärztin der Druckverband entfernt werden, da dieser ja auch die Blutzirkulation minderte.

Nach Ablauf dieser sechs Stunden habe ich bei der Pflegerin vorsichtig angeklopft, ob sie jemand rufen könnte.

Nach einer weiteren Stunde habe ich nicht mehr ganz so vorsichtig nachgefragt, wann denn eine Ärztin kommen würde.

Eine weitere Stunde verging und ich hatte den massiven Druckverband immer noch dran. Es kam immer noch niemand.

8 ½ Stunden nach der Untersuchung kam dann die Ärztin und entfernte den Druckverband.

Für den nächsten Tag stand die Entlassung an. Dieter und ich, wir hatten zwischenzeitlich entschieden in welcher Klinik ich mich operieren lassen wollte, eine renommierte Klinik in Stuttgart. Hier waren die Bewertungen hervorragend, vor allem im Sicherheitsstandard. Dort werden jährlich viele solcher Operationen durchgeführt, somit kann auf einen großen Erfahrungsschatz zurückgegriffen werden.

Es wurde angekündigt, dass meine drei Untersuchungsergebnisse auf CD gebrannt nach Stuttgart geschickt werden und anhand dieser Auswertung meine OP geplant wird. Es war nicht notwendig, dass ich selbst nochmals dorthin fuhr, um mich dem Chirurgen vorzustellen. Dies war erst kurz vor der OP, für die letzte Durchsprache und die Anmeldeformalität, notwendig.

Somit hieß es erst einmal zu Hause warten, bis ein Terminvorschlag kommt.

In den Nachrichten war ab diesem Zeitpunkt bereits jeden Abend das Thema Covid 19. Noch gaaaaaanz weit weg. China hat eine 40 Mio. Stadt hermetisch abgeriegelt.

Unser damaliger Gesundheitsminister Herr Spahn war zu der Zeit noch tiefenentspannt.

Wir in gewisser Weise auch, doch sagte ich immer wieder: „Wenn China eine 40 Mio. Stadt komplett von allem abschirmt, dann ist das was Größeres. Die wissen was, was wir über kurz oder lang auch wissen werden. Ob wir wollen oder nicht."

Komplikationen Teil 1

Einen Tag nach meiner Entlassung aus dem Pforzheimer Krankenhaus, somit zwei Tage nach der Katheter-Untersuchung, hatte ich einen Termin beim Hausarzt. Mein Mann fuhr mich hin. Er suchte einen Parkplatz und ich ging schon voraus. Die ca. 15 Treppen hoch in die Praxis. Aufzug gab es nicht. Bewegung ist gesund und tut gut.

Ich stand in der Anmeldung, gab Bescheid, dass ich da bin und ging dann ins Wartezimmer. Kaum Platz genommen, dachte ich, da stimmt was nicht in meiner Jeans. So ein ziehen in der Leiste. Ein wenig strecken, drehen und dehnen brachte kein besseres Gefühl zustande und ich dachte, jetzt wird es Zeit da mal einen Blick reinzuwerfen. Auf der Toilette musste ich nur Knopf und Reißverschluss öffnen, die rechte Seite der Jeans etwas nach unten ziehen und schon war klar, da ist was, was da nicht hingehört. Bereits eine faustgroße innerliche Einblutung.

Ich ging vor zur Anmeldung und habe nur noch gesagt: Hier ist ein Notfall. Eine arterielle Einblutung in die Leiste. Hinliegen, Kühlakku mit Schmackes gegendrücken und Sanka-Wagen.

Wer die Treppe kennt, in die Praxis meines Hausarztes, dem wird klar sein, dass es für die Sanitäter eine große Leistung war, mich da auf einem Tragestuhl runterzubekommen.

Mein Mann, der zwischenzeitlich das Auto geparkt und gerade die Praxis erreicht hatte, sah nur noch, wie ich abtransportiert wurde. Wie ein Boomerang zurück nach Pforzheim. Erneut Druckverband. Zweite Sankafahrt innerhalb weniger Tage. Davor die letzten 50 Jahre nichts...

Die beiden Sanitäter waren wieder herzerfrischend. Nahmen jeden Ball auf, den ich zuspielte. Auf dem Weg nach Pforzheim stand die Sonne so am Himmel, dass durch das hintere Fenster viel Licht in den Sanitätswagen fiel.

Ich nahm die Hand des älteren Sanitäters, schaute ihn an und fragte:

„Muss ich mir Gedanken machen? Denn ich sehe da hinten gleißendes Licht. Es zieht mich magisch an."

Er meinte ganz trocken: „Ich sehe es auch, ich gehe mit."

Für mich haben diese kurzen humorvollen Momente immer wieder die Schärfe aus den Situationen herausgenommen. Zu wissen, da ist gerade eine arterielle Blutung in der Leiste, die nicht da hingehört, ich bin aber in guten Händen und wir dürfen lachen. Für mich ein Signal: Alles gut. Das Leben geht weiter. Die Erde ist nicht aus der Bahn geworfen.

Ein kurzer Ausflug in die Gedankenwelt, wie es mir insgesamt nach meiner doch sehr unerwarteten Diagnose ging. Ziemlich schnell ging ich in den Zustand: Bilanz ziehen.

Der anfängliche Schock mit dem eigenen Sterben konfrontiert zu werden, hat in meinem Innersten einen Vorgang in Gang gesetzt, wo ich ganz klar Bilanz gezogen habe. Das Ergebnis aus dieser Bilanzierung wundert mich auch heute noch, da ganz hinten rauskam:

Ja, wenn der Liebe Gott mich jetzt abberuft, kann ich dies akzeptieren. Natürlich möchte ich es nicht, aber ich akzeptiere es.

Hier war ein für mich total rationales Denken vorausgegangen.

Ich bin mein Leben durchgegangen und habe mich daraufhin abgeprüft, was denn noch auf der Löffelliste steht, was ich schon lange vor mir herschiebe und nicht erledigt habe.

Klar waren auf der Löffelliste noch Wünsche drauf. Die schön wären, wenn ich sie noch erfüllt bekommen würde. Aber das Eigentliche habe ich gemacht, in dem Moment, wo mein Leben den Platz dafür gegeben hat.

Ich habe einen Sohn bekommen, der mir vermutlich mehr beigebracht hat als ich ihm.

Keine Frage, ein Kind allein großzuziehen ist nicht immer Zuckerschlecken. Es bedeutet viel Verzicht. Aber in der Bilanzierung ist dieser Verzicht nichts im Vergleich zu dem was es bedeutet heute stolz auf einen Menschen zu schauen, der sozial sehr gerecht unterwegs ist, der weiß, was es heißt für Freunde da zu sein, der seinen Weg gegangen ist, der nicht vergisst, was Oma und Opa ihm an Zuwendung gegeben haben, der sich selbstverständlich zwischen zwei Kontinente bewegt und den Umstand akzeptiert, Papa lebt in Australien, Mama und er in Deutschland. OK: Machen wir das Beste draus. Er hat mit uns zusammen daran gearbeitet: Ja, die Umstände könnten anders sein, aber ich tanke immer da auf, wo ich gerade bin.

Lukas war 10 Jahre alt, als er sich mit seiner 13-jährigen Cousine zum ersten Mal allein auf den Weg nach Australien machte. Ein begleiteter Flug. Ich habe ihn auf den Weg geschickt mit dem Satz: „Nimm alles mit, was du bekommen kannst."

Ich habe ihm einmal erklärt, dass ich damit nicht meine, sie sollen viel shoppen gehen und materiell alles einsammeln was geht, sondern in den wenigen Wochen im Jahr, wo er seinen Papa und dessen Frau besuchte, sollte er seinen Papa richtig einsaugen, seine Aufmerksamkeit genießen, die Lebensweisheiten mit ihm diskutieren, in Austausch gehen.

Und er hat es verstanden. Später brauchte ich nur noch sagen: „Nimm alles mit was du bekommen kannst." Er hat gegrinst und gesagt: „Du brauchst nichts erklären…"

Diese Position war in meiner Bilanzierung der Mount Everest.

Die weiteren Positionen waren meine Reisen, die Ausbildung zur Heilpraktikerin, Freundschaften nicht vernachlässigt zu haben, mir einen Hund aus dem Tierheim zu holen, wenn ich dachte, dafür ist jetzt die richtige Zeit. Und natürlich Dieter...

Ich glaube, ich kann es in folgendem Satz zusammenfassen:

Das Leben abprüfen auf wichtige Schritte, diese umzusetzen, auch wenn es manchmal widersinnig aussieht und dann die Verantwortung dafür zu übernehmen, bis es erfüllt ist und dann das Nächste dran ist.

Dies war für mich eine für mich selbst überraschende Erkenntnis, dass ich somit meinem Tod zustimmen könnte.

Aber nochmal: Wollen wollte ich es natürlich nicht. Dafür ist das Leben zu spannend und schön. Und natürlich bin ich auch in Sentimentalitäten abgerutscht und habe mit Tränen in den Augen gedacht: Dann sehe ich nie meine Enkelchen, sofern mal welche kommen. Evtl. lebt dann eine andere Frau neben meinem Mann. Das macht traurig und sentimental. Aber auch hierzu kam tatsächlich ein: Dann ist es so. Und so ist es dann gut.

So, jetzt bin ich ziemlich abgeschweift vom Licht am Tunnel im Sanka zur Löffelliste. Wie krieg ich da jetzt wieder die Kurve zurück?

Mein zweiter Aufenthalt in dem Pforzheimer Krankenhaus war kurz und intensiv. Die einblutende Stelle wurde mit einem sehr festen Verband fixiert. Ich wurde wieder flach ins Bett gelegt und ich musste ohne Witz nochmals durch die gleiche Prozedur des schräg zu stellenden Bettes. Ein junger Pfleger, den ich darum bat, mein Bett etwas in Schräglage zu bringen, stand etwas unschlüssig da, sagte: „Ich hole kurz jemand." Und war dann weg.

Schichtwechsel. Er kam nicht mehr und auch kein Jemand.

Die Nacht, die ich dann erlebte, war sehr unangenehm. Irgendwann in der Nacht bekam ich sehr große Schmerzen an der eingebundenen Stelle. Ich war mir nicht sicher, ob die Einblutung evtl. innerlich weitermacht oder ob einfach der straffe Verband die Schmerzen verursachte.

Ich rief die Nachtwache. Sie hob meine Bettdecke an, sagte, es blutet nicht ein, somit alles ok. Nehmen sie hier ein paar Schmerzmittel.

Meine Information, dass es sich hier um eine innere Blutung handelt, die nicht nach außen geht und somit auch den Verband nicht durchtränken würde, diese Information verpuffte irgendwo im leeren Raum, gebucht unter Nichtinteresse.

Wenige Stunden später rief ich wieder die Nachtschwester. Genau das gleiche Spiel. Es wurde nicht einmal daran gedacht den Verband abzunehmen, um zu schauen, ob sich darunter etwas verändert hatte.

Weiteres Klingeln von mir wurden für einige Zeit ignoriert. Aber mein Mann würde jetzt sagen, da kennen die den Widder nicht wirklich, der in dem Moment dann aktiviert wird.

Ich habe so lange geklingelt, bis von der Nachbarstation ein Pfleger kam, meine Bettdecke anhob, schaute und dann im Originalton sagte: „Da ist keine Einblutung, somit alles in Ordnung."

Meine Antwort kam dann sehr ruhig, aber schneidend wie ein Messer:

„OK, ich sage nun zum letzten Mal, dass es sich hier um eine innere Blutung handelt. Diese ist arteriell. Ich habe keine Ahnung, ob diese innerlich gerade weitermacht. Mein Verstand arbeitet im Moment noch gut, was nicht unbedingt auf einen Blutmangel hinweist, sprich mein Hirn ist noch Sauerstoff versorgt.
Sie können jetzt die Bettdecke wieder auf mich legen, zurückgehen in Ihre Abteilung, ohne einen Arzt zu informieren, der dies einmal überprüft. Alles in Ordnung.
Wenn ich aber Morgen früh tot im Bett liege, müssen Sie mit Ihrem Gewissen vereinbaren, dass sie meine Information evtl. nicht ernst genommen haben.
Die Entscheidung liegt nun bei ihnen."

Die Ärztin war recht schnell da. Sie hat dann auch festgestellt, dass der Verband viel zu eng angelegt war und somit mein Becken zu sehr zusammengedrückt hat, aus diesem Grund die großen Schmerzen entstanden sind. Es wurde durch das Aufbinden der Stelle auch geprüft, dass keine weitere Einblutung stattgefunden hat. Der neue Verband wurde so angelegt, dass mein Becken etwas Erholung und ich tatsächlich noch ein paar Stunden Schlaf bekam.

Am nächsten Morgen hatte wieder der Pfleger Dienst, der abends nicht wusste, wie mein Bett zu verstellen war. Auch er kam dann in den Genuss zu lernen, wie die Technik der Krankenbetten funktioniert.

Ok. Ich gebe zu, ich habe mir in den paar Tagen nicht nur Freunde in der Klinik gemacht.

Vor meiner Entlassung wurde nochmals eine erneute Ultraschall-Untersuchung der Stelle gemacht, um festzustellen, dass mein Körper die Undichtigkeit wieder verschlossen hat und somit keine weitere innere Einblutung passiert. Der Arzt, der die Untersuchung machte, wollte wissen, bei was die Einblutung eingesetzt hat. Ich sagte ihm, dass ich nur die Treppen bei meinem Hausarzt hochgestiegen bin.

Er meinte: „Ja dann ist es ja auch kein Wunder, wenn sie schon wieder Treppen steigen."

Was wiederum meine Gegenfrage aktivierte, dass wenn bekannt ist, dass man keine Treppen steigen soll, warum man dann bei der Entlassung nach einer

Katheteruntersuchung kein Merkblatt mitbekommt, auf dem vermerkt ist, wobei man vorsichtig sein soll.

Seine Antwort war: „Das geben wir doch mit."

In dem Moment, wo er fertig war, mit sprechen, ist ihm selbst klar geworden, dass hier wohl etwas schief gelaufen ist und er fragte mich: „Haben sie kein so Merkblatt mitbekommen??"

Nein, leider nicht. Im Nachgang, als ich das Merkblatt dann erhalten habe, habe ich erfahren, dass nach der Untersuchung 10 Tage körperliche Anstrengung und auch Treppen steigen kontraindiziert sind.

Dem Arzt sagte ich noch: „Wenn ich das Merkblatt bekommen hätte, hätten wir uns ja nie kennengelernt und das wäre ja richtig schade gewesen." Ein wenig flirten muss einfach sein.

Vermutlich lag das Problem, dass ich kein Merkblatt erhielt, daran, dass ich seinerzeit nicht auf der Kardiologischen Abteilung lag, sondern in der Bauchchirurgie. Da liegen normalerweise keine Patienten, die eine Katheter-Untersuchung hinter sich haben.

Ein weiteres Erbe von dieser Fremdliege-Abteilung, wie es fachmännisch heißt, war dann einige Zeit später, als ich ein Schreiben meiner Krankenkasse erhielt. Mit einem Fragebogen. Darin sollte ich beantworten, ob ich öfter häuslicher Gewalt ausgesetzt bin.

Ich musste erst lachen. Mein Mann weniger.

Ein Anruf bei meiner Krankenkasse ergab dann folgenden Hintergrund.

Die Krankenhäuser melden über bestimmte Ziffern den Befund, die Diagnose, warum man in Behandlung ist. Die Krankenschwester, der Krankenpfleger, welche meine Meldung gemacht haben, waren so verinnerlicht in ihrer Abteilung, dass sie schichtweg eine Ziffer nahmen, die einem stumpfen Bauchtrauma zugeordnet ist und aus meinem gutmütigen Mann einen Schläger machte.

Dies konnte zum Glück mit diesem Anruf entkräftet werden.

Ein weiterer Glücksfall war, dass unsere Nachbarin gut mitgedacht und bemerkt hat, dass mir trotz der heftigen Einblutung und der verordneten Ruhe kein Heparin verschrieben wurde, obwohl dies in der Klinik gespritzt wurde. Mein eingeschalteter Hausarzt hat die Verordnung dann gleich an unsere Apotheke gefaxt und ich konnte dann mit leichter Verspätung mit der Verabreichung beginnen. Dies hätte, wenn es dumm gelaufen wäre, in einer Thrombose enden können.

Wir warteten weiter auf die Terminvergabe der Stuttgarter Klinik, für meine OP. Immer wieder fassten wir telefonisch nach und es hing daran, dass Pforzheim die Untersuchungsergebnisse noch nicht vorgelegt hat.

Ein weiteres Nachfassen in Pforzheim und der Vorgang nahm dann etwas Fahrt auf, allerdings mit angezogener Handbremse. Es sollten ja drei CD mit drei Untersuchungsergebnissen in Stuttgart eingehen.

Nach einigen Tagen lagen dann endlich zwei CD vor. Wir sagten, wir kümmern uns nochmal um CD-Nummer drei. Die nette Dame in Stuttgart sagte, dies ist leider nicht das einzige Problem. Wir haben jetzt zwar zwei CD mit Ergebnissen und beide CD sind auch mit Ihrem Namen beschriftet, aber auf einer CD sind die Patientendaten von Frau Regine...... drauf gebrannt.

Wir waren sprachlos. Hier handelte es sich um die Untersuchung, die belegte, wie der Zustand meiner Aortenklappe ist. Ob diese bei der OP wieder verwendet werden kann oder ob ich eine künstliche Herzklappe benötige.

Nach anfänglicher Sprachlosigkeit kam ein ungläubiges Entsetzen.

Wenn ich alle Fehler, die seit meiner ersten Einweisung, seit meiner Diagnosestellung aufaddierte, konnte dies aus meiner Sicht einfach nicht mehr entschuldigt werden. Hier ging es langsam um nicht entschuldbares, lebensbedrohliches Fehlverhalten, Schludern, Ignoranz. Und dies hat sich dann in einem deutlichen Beschwerdeschreiben an die Leitung der Klinik Luft verschafft.

Zur gleichen Zeit, ca. 11 Tage nach Diagnose-stellung bin ich morgens wach geworden und plötzlich ist mir ein Gedanke in den Kopf geschossen. Ich wusste nicht woher und ich wusste nicht warum gerade jetzt. Es war nur eine kurze Frage, die ich mir selbst stellte:

Wenn der Kardiologe, welcher das Aneurysma gefunden hat und dann den Rat erteilte, ab sofort nichts Schweres mehr zu tragen und mich definitiv nicht mehr anzustrengen, wenn der gleiche Kardiologe mich sofort im Anschluss auf ein Belastungs-EKG setzt, dann kann ich ihn doch als Laie in die Kategorie einordnen: Er hat mir in dem einen Moment mein Leben gerettet, da noch rechtzeitig und vor allem auch hervorragend die Diagnose gestellt wurde. Gleichzeitig hat er einen Moment später mein Leben (vermutlich versehentlich) aufs Spiel gesetzt, da er seine Mitarbeiterin nicht gestoppt hat mit mir das Belastungs-EKG zu machen.

Ich selbst stand so unter Schock durch die Diagnose, dass ich diesen Zusammenhang tatsächlich erst knapp zwei Wochen später herstellen konnte.

Ich musste meine Gedanken versuchen zu steuern, da ich sonst hätte denken müssen, was bis jetzt alles schiefgelaufen ist, was passiert dann mit mir, wenn es an die eigentliche Sache, die Haupt-OP geht?

Hier kommt jetzt auch nochmals meine befreundete Heilpraktikerin ins Spiel, welche seinerzeit die gute Vorarbeit geleistet hatte, um das Herz meines Sohnes zu stabilisieren.

Sie arbeitet in ihrer Praxis, wie bereits erwähnt, mit Kinesiologie. Doch seit vielen Jahren hat sie sich auch im Bereich Familienaufstellung nach Bert Hellinger weitergebildet und über viele Kurse ihr Wissen vertieft. Für eine lange Zeit war ich selbst auch oft entweder als Stellvertreterin oder sogar manchmal als Aufstellerin bei ihr und habe hier eine gute Ordnung in mein Familiensystem bekommen. Wenn bestimmte Regeln beachtet werden, kann man über diese Arbeit eine gesunde Ordnung in das Familienleben integrieren, so dass jeder seinen Platz bekommt und diesen auch richtig ausfüllen darf.

Als ich meine Diagnose bekam, kamen bei mir immer wieder zwei Worte in den Kopf, die sehr präsent waren. Ich konnte nicht sagen, woher diese Worte plötzlich auftauchten, doch wusste ich, vor der OP möchte ich die Worte auf Dringlichkeit geprüft haben.

Die beiden Worte waren Geborgenheit und Pflichterfüllung.

Aufgrund der Erfahrung der letzten Jahre habe ich mich dann entschieden, diese Begrifflichkeit nicht einfach zu ignorieren, sondern schauen, was da als Information dahintersteckt.

Meine Freundin kam mich dann besuchen und hat bei uns im Wohnzimmer mit mir zusammen diese Begriffe „aufgestellt". Mir war einfach wichtig, aufgeräumt in die OP zu gehen. Für mich war der Termin sehr gut und wichtig. Wenn wir hier nun meinen Mann schreiben lassen würden, er war ja auch mit im Wohnzimmer dabei, würde hier etwas anderes stehen. Er steht solchen Sachen sehr skeptisch gegenüber, kann aber akzeptieren, dass ich diesen Weg gehe. Allerdings hat auch er schon einer Aufstellung beigewohnt, als Stellvertreter, und war seinerzeit sehr überrascht, mit welchen starken Empfindungen man da konfrontiert ist, in Situationen, die nichts mit dem eigenen Leben zu tun haben.

Somit kann er inzwischen akzeptieren, dass dies ein Stück weit mein Weg ist und ich kann akzeptieren, dass er dies mit Skepsis betrachtet und eher sagt, dass dies nichts für ihn ist.

Ich blieb über einige Monate somit auch mit meiner Freundin zusammen an dieser Arbeit dran und wir schauten immer wieder, dass wir Ordnung in den Ablauf brachten.

Solange wir noch keinen OP-Termin hatten, war alles noch unreal. Das Geschehen hatte noch nicht wirklich Formen angenommen. Als Stuttgart dann schlussendlich alle Untersuchungen von mir hatte, erhielten wir den Termin.

Montag, 17. Februar 2020 OP

In dem Moment wird es konkret. Es ist nicht mehr irgendwann. Jetzt gibt es ein Datum.

Ich sollte den Freitag davor stationär aufgenommen werden, dann würden die Vorbesprechungen stattfinden.

Mein Mann und ich, wir waren von dem Ablauf in der Stuttgarter Klinik total geflasht. Wir hatten nun die Erfahrung in Pforzheim, die ich nicht wirklich mit Schulnoten hätte bewerten wollen und in Stuttgart konnten wir von Anfang an ein patientenfreundliches System erkennen. Der Empfang war organisiert. Das Personal war freundlich und zugewandt. Die ganzen Untersuchungen und Vorgespräche, die gemacht werden mussten, waren terminiert. Es war nicht viel Wartezeit. Ich glaube zusammengefasst konnten wir es beschreiben unter: Wir haben uns aufgefangen, geborgen gefühlt.

Da ich tatsächlich bis zu diesem Freitag noch keinen einzigen Arzt getroffen hatte, der sich die Zeit genommen hätte, um meine Fragen zu beantworten, kam ich mit einer doch recht langen Liste bei einer jungen Kardiologin an, die das Aufklärungsgespräch für die OP mit mir führte. Meine lange Liste zauberte ein dezentes Lächeln in ihr Gesicht und wir haben dann ausgemacht, dass sie erst alles abfragt, was sie fragen muss. Sie meinte, evtl. hätten sich dann ein paar Punkte meiner Liste erledigt und die restlichen Fragen dürfte ich dann im Anschluss in aller Ruhe (das waren ihre Worte! In aller Ruhe!) stellen.

Ihre Frage, welche regelmäßige Medikamente ich mit meinen inzwischen 55 Jahren einnehme, konnte ich schnell beantworten: „Keine."

Sie schaute mich an, dachte ich hätte die Frage nicht richtig verstanden und sagte dann: „Sie nehmen keine regelmäßigen Medikamente?"

Ich sagte: „Nein, warum auch."

Sie musste zugeben, dass sie das jetzt noch nicht wirklich oft erlebt hat. Dies hat wiederum mir zu denken gegeben. Aber dies würde ein weiteres Kapitel füllen, wenn ich hierzu meine Gedanken spielen lassen würde. Das erspare ich euch lieber.

Das Gespräch mit der jungen Ärztin war auf jeden Fall beruhigend und offen. Ich konnte im Anschluss dann alle meine Fragen beantworten lassen, bis auf eine.

Selbst sie als Kardiologin konnte mir nicht erklären, was Kronzon II bedeutet und verwies mich an meinen Chirurgen. Er wüsste sicher, was dies bedeutet. Diesen Ausdruck Kronzon II habe ich in einem meiner Untersuchungsberichte gelesen und konnte mir darauf keinen Reim machen. Aber es war jetzt auch nichts, was mich beschäftigte, ich wollte es einfach nur wissen.

Meinen Chirurgen traf ich an dem Tag nicht, da er im OP war. Mir wurde sogar angeboten, dass ich gerne nochmals mit nach Hause gehen dürfte. Es würde reichen, wenn ich am Sonntag Spätnachmittag wieder komme und dann erst dableibe. Mein Chirurg würde am Sonntag dann auf jeden Fall zu mir ins Zimmer kommen, da er jeden seiner Patienten persönlich kennenlernen möchte.

Gerne bin ich wieder mit nach Enzklösterle gefahren. Für meinen Mann war der Gedanke, dass er mich am 17.02. morgens den Vorbereitungen übergeben sollte, ein sehr schwer auszuhaltender Gedanke. Dies wurde im Vorbereitungsgespräch auch gekippt, da er morgens keine Möglichkeit gehabt hätte mich nochmals zu sehen, somit war klar, er bringt mich sonntags wieder in die Klinik und wird sich dann nach dem Gespräch mit dem Chirurgen auf den Heimweg machen.

Es war schön zwei weitere Nächte zu Hause im eigenen Bett verbringen zu dürfen.

Sonntag war dann aber doch sehr schnell.

Wir fuhren hin, erneute Aufnahme. Zimmer beziehen. Ein letzter gemeinsamer Spaziergang durch die Weinberge. Aber die Uhr tickt. Irgendwann ist es Zeit zurückzugehen. Im Zimmer auf den Chirurgen zu warten.

Die Tür ging auf, ein netter Mann mit einem freundlichen Lächeln kam rein, zog sich einen Stuhl an mein Bett und sagte: „Haben Sie Fragen?"

Klar, hatte ich die. Die durfte ich nun stellen. Er hatte auf alles eine Antwort. Formulierte diese so, dass wir es verstehen konnten. Erläuterte nochmals, wie der Eingriff stattfinden wird und sagte, dass bei mir eine Besonderheit festgestellt wurde. Vom Aortenbogen gehen bei fast allen Menschen 3 Abgänge weg, die den Kopf und die Arme mit Blut versorgen. Bei mir sind da nur zwei Abgänge.

AHA! Kronzon II?!

Ich sagte dann: „Für mich ausschlaggebend ist halt, dass sie das passende Ersatzteil dahaben. Wäre etwas doof, wenn sie was einbauen, was drei Abgänge hat und ich nur die Vorrichtung zur Verfügung stelle für zwei. Das würde nicht lange gut gehen."

Zwischen ihm und mir hat sofort die Chemie gestimmt. Er konnte offen alles ansprechen, so z. B., dass er erst wirklich feststellen kann, ob meine eigene Aortenklappe wieder eingenäht werden kann, wenn er in der Operation ist. Für mich war dann klar, dass ich nur eine Biologische Klappe bekommen möchte und keine mechanische.

Ein Onkel von mir hatte eine mechanische Klappe bekommen und es war mir fast nicht möglich neben ihm zu sitzen, da immer ein Klicken zu hören war. Außerdem muss man mit der mechanischen Klappe immer blutverdünnende Mittel einnehmen. Dafür hält die Biologische Klappe nicht so lange... Also definitiv ein persönliches Abschätzen. Für mich war die Entscheidung leicht zu treffen.

Das Gespräch war gut. Und mir war sehr wichtig, dass mein Chirurg mir sympathisch war. Er sagte auch, dass er darauf spezialisiert ist das Brustbein nicht ganz aufzusägen, somit eine minimalinvasive OP versuchen wolle. Aber auch dies kann er erst während der OP wirklich feststellen, ob dies bei mir möglich ist.

Das Gespräch dauerte so lange, wie es dauerte. Sprich, es wurde nicht auf die Uhr geschaut. Es dauerte so lange, bis beide Seiten alles gesagt hatten, was wichtig war.

Zum Abschied sagte ich dann zu ihm: „Sie werden mich nun morgen so sehen, wie mich noch nie ein Mensch gesehen hat und hoffentlich danach auch nie mehr einer sehen wird."

Wenn ich den Abend nochmal in Erinnerung rufe, ist ein Umstand sehr deutlich. Ich war ruhig. Dieter hat sich dann irgendwann auf den Heimweg gemacht. Ein schwieriger Abschied. Aber auch danach war ich ruhig.

Geschlafen habe ich sehr gut.

Morgens machte ich mich fertig, habe geduscht, mich an bestimmten Stellen rasiert, natürlich nichts gefrühstückt und dann wurde ich abgeholt.

Der Vorbereitungsraum für die OP ist gefüllt mit Menschen, die sehr empathisch sind.

Und dann war ich weg.

Beim Aufwachen war mein Chirurg neben meinem Bett und erzählte von der OP.

Es sei alles gut verlaufen. Für mich. Er sei schon ins Schwitzen gekommen. Die ganze OP sei Minimalinvasiv durchgeführt worden, er sei allerdings mehrmals kurz davor gewesen, das Brustbein voll zu öffnen. Und die überaus gute Nachricht, er hat meine eigene Aortenklappe wieder verwenden können. Diese war nicht ganz dicht zu bekommen, aber dies sei immer noch besser als eine fremde Klappe.

Er erklärte mir, die ganzen neuen Löcher in meinem Körper (insgesamt 12!). Die Nadel im Hals, die Nadel in der Leiste, die Nadel im Arm. Wo die Herz-Lungen-Maschine angeschlossen war. Warum ich Drähte von innen nach außen am linken Busen habe. Dies seien Elektroden, die vorsorglich gelegt werden, falls sich im Nachgang Probleme einstellen würden, mit der Reizleitung im Herzen. Somit könnte sofort ein externer Herzschrittmacher angeschlossen werden.

Ich war mit ganz vielen Kabeln hervorragend am Monitor überwacht und lag noch auf der Aufwachstation. Mir wurde ein Tablett mit einem Brötchen und was zum Trinken gebracht und ich habe in diesem halbwachen Zustand tatsächlich gegessen.

Ein Pfleger in Ausbildung durfte an mir üben zwei Nadeln zu ziehen, die jetzt, nach der OP nicht mehr gebraucht wurden. Und dann kam ich irgendwann auf die Überwachungsstation.

Am nächsten Tag standen dann Dieter und Lukas an meinem Bett. Wir konnten es alle drei nicht wirklich glauben, wie gut es mir nach diesem schweren Eingriff ging. Es wurde ja 15,2 cm meiner eigenen Aorta, sprich der ganze Aortenbogen entfernt. Meine Aortenklappe wurde aus meiner Aorta herausgetrennt, in die Prothese eingearbeitet und die künstliche Aorta wurde dann in meinem Körper eingebracht. Dies bedeutet auch, dass alle Anschlüsse fehlerfrei und funktionsfähig gelegt werden müssen. Die Coronararterien werden wieder angeschlossen, wie auch diese Abgänge vom Aortenbogen, die ich nur in zweifacher Ausfertigung habe. Mein Herz war in dieser Zeit 2 ½ Stunden ausgeschaltet und die Versorgung meines Organismus wurde über die Herz-Lungen-Maschine gewährleistet.
Dies bedeutet, dass sich in dieser Zeit sehr viel Wasser im Körper ansammelt, so dass das Wiegeergebnis einen Tag nach der OP 7 kg mehr auf die Waage brachte. Das hat dem Gewicht entsprochen, welches ich noch vor Monaten als Normalgewicht hatte.

Meinem Mann und mir fiel nach der OP relativ schnell ein Witz vom Oli ein. (Oli ist ein Malermeister aus Pforzheim, der über das Witzeerzählen im Auto eine große Fangemeinschaft gewonnen hat und zwischenzeitlich große Veranstaltungshallen voll bekommt und dann zwei Stunden Programm macht, mit den besten Witzen).

Wenn ich meine kleine Öffnung am Brustkorb anschaute, was über diese Öffnung für eine Sisyphusarbeit durch meinen Chirurgen geleistet wurde, konnten wir nicht anders, als ihm einige Wochen später diesen Witz, in Anlehnung seines Schaffens, zu erzählen.

Ein Malerbetrieb-Inhaber meldet sich ganz verzweifelt beim Arbeitsamt, weil er keine guten Mitarbeiter findet. Der Markt wäre einfach leergefegt. Der Arbeitsamt-Mitarbeiter befragte seinen Computer und musste dem Inhaber des Malerbetriebes recht geben. Er sagte: „Ich habe leider nur einen Gynäkologen zu vermitteln."

Der Malerbetrieb-Inhaber stimmte in seiner Not zu und stellte den Gynäkologen ein.

Eine Woche später rief er auf dem Arbeitsamt an und fragte, ob sie evtl. einen weiteren Gynäkologen zu vermitteln hätten.

Der Mitarbeiter fragte, ob er denn zufrieden sei, wenn er jetzt sogar einen weiteren Gynäkologen möchte.

Daraufhin sagte er: „Zufrieden ist gar kein Ausdruck. Der gute Mann hat mir ein Treppenhaus durch den Briefkastenschlitz gestrichen.“

Ok. Jetzt wieder ernst. Ich glaube mein Chirurg wusste, was wir meinen. Wir waren schlichtweg positiv über die OP gestimmt.

Bereits am 2. Tag wurde ich auf Normalstation, sprich Kardiologie, verlegt. Ich durfte kurz aufstehen zum Wiegen. Durfte Besuch empfangen. An mir war ein kleiner Überwachungsmonitor befestigt, welcher meinen Puls abnahm. Aber auch noch andere Daten. Diese kleinen Monitore sind direkt mit dem Pflegezimmer verbunden und dort schlägt dann das System Alarm, falls etwas nicht in Ordnung ist.

Komplikationen Teil 2

Immer wieder fiel mein Blick auf den Monitor und dann dachte ich, da stimmt was nicht mit dem Gerät. Mein Puls war bei 42. Ich könnte nicht behaupten, dass ich im Kopf was spürte. Ich war eher nur verwundert und hab dann mal den Klingelknopf gedrückt.

Leider kam durch die Hektik, die dann losging, bei mir das Verstehen an, dass da ja wohl tatsächlich mit mir was nicht stimmt. Ich wurde wieder auf der Überwachungsstation angemeldet und zügig dorthin gebracht. Ich habe überhaupt nicht kapiert, was da in dem Moment vor sich geht. Eine sehr nette Krankenschwester hat mich begleitet und meine Hand gehalten. Dort kamen dann die Kabel in Einsatz, die über meinen linken Busen heraushingen. Ich wurde an einen externen Herzschrittmacher angehängt, so dass mein Puls sich wieder auf Normal einpendelte.

Im Überwachungszimmer lagen wir Männlein und Weiblein zusammen und insgesamt waren dort vier Betten. Tagsüber darf auch noch Besuch da sein, somit war in diesem Zimmer recht viel Leben.

Ein absolut lieber Pfleger hat sich um meine Bettnachbarin und mich sehr herzlich gekümmert und auch viele interessante Geschichten erzählt.

Als ich ihn nach ein paar Tagen gefragt habe, ob wir nicht langsam den Blasenkatheter ziehen könnten, damit ich wenigstens auf den Toilettenstuhl neben dem Bett mein Geschäftle verrichten könnte, hat er meinem Wunsch entsprochen. Jedes bisschen Eigenständigkeit habe ich mir mit Freude wieder zurückgeholt.

Meine Bettnachbarin war eine sehr nette Frau. Unsere Betten waren nur durch einen Vorhang abgetrennt, was uns aber nicht abhielt, uns durch den Vorhang hindurch viel zu erzählen. Ich ging automatisch davon aus, dass auf dieser Station nur Herzpatienten lagen, bis sie mich aufgeklärt hat, wenn ich sie sehen würde, wüsste ich, dass sie nicht wegen dem Herzen da sei, da ihre Frisur momentan mehr oder weniger nicht vorhanden sei.

Sie hatte Magenkrebs und eine OP hinter sich, da war mein Weg mehr oder weniger Zuckerschlecken.

Bei ihr wurde nicht nur 4/5 vom Magen entfernt, sondern noch ein Stück vom Darm und weitere halb lebensnotwendige Organe. Sie hatte nachts solch starke Schmerzen, die damit erklärt wurden, dass der freie Raum in ihrem Rumpf, durch die Bewegung der verbliebenen Organe in Besitz genommen wird und dies sei für einige Zeit sehr schmerzhaft.

Für uns beide war erstaunlich, wie nah man sich in einer solchen Situation kommen kann. Was man sich bereits erzählt hat, bis man sich entschließt, der Vorhang kann gerne offenbleiben.

Die Begegnung mit dieser Frau war und ist bis heute für mich etwas Besonderes. Leider ist sie nach ca.

15 Monaten verstorben. Dies hat mich sehr getroffen.

Eine Situation, die wir zusammen in diesem 4-Bett-Zimmer erlebten und wir uns kringelten vor Lachen (soweit dies kurz nach der OP möglich ist) habe ich unfreiwillig inszeniert.

Mir ist irgendwann aufgefallen, dass ich zwar viel und oft pinkelte, doch das letzte große Geschäftle bereits fünf Tage zurück lag. Ich hatte keine Lust, dass hieraus ein Problem entsteht und fragte einen netten jungen Pfleger, ob wir mich nicht von der Verkabelung losmachen könnten, damit ich kurz auf die Toilette verschwinden könnte, da dann das Thema schnell erledigt wäre.

Da der junge Pfleger diese Entscheidung noch nicht selbst treffen durfte, hat er ausgerechnet den Stations-Drachen (den es auf allen Stationen gibt) gefragt. Von ihr kam ein klares NEIN. Sie sagte, wenn der Besuch weg ist, könnte ich mich mit dem Thema ja auf den Toilettenstuhl neben das Bett setzen. Ich wusste genau, von allein geht da nichts, also sagte ich ihr, dann sollte sie mir bitte ein Klistier (sprich einen Einlauf) machen.

Um 19 Uhr war dann nur noch die Stamm-Belegschaft des Zimmers da, Besuch war weg. Die Pflegerin kam mit Klistier bewaffnet an mein Bett. Ich habe mich verkabelt in Position gestellt. Kurz bevor sie zur Tat schritt, kam von ihr ganz trocken: „Bitte tun sie mir den Gefallen und halten sie dicht, solange ich hinter ihnen stehe."

Ich wünsche meinem größten Feind keinen Lachanfall mit frisch operiertem, geöffneten Brustbein. Ich musste mich aufs Bett setzen, ich konnte nicht aufhören zu lachen. In meinem Kopf wurde ein Kopfkino aktiviert. Stationsdrachen mit Sommersprossen. Ich konnte nicht aufhören. Dann kam trocken von meiner Bettnachbarin: „Hier geht es ja zu wie im Zeltlager."
Das hat mir dann voll den Rest gegeben.

Nachdem ich mich dann irgendwann beruhigt hatte, konnte der Stationsdrache zur Tat schreiten, den Inhalt des Klistiers in mir versenken und ich setzte mich in großer Erwartung auf den Toilettenstuhl. Ich weiß nicht, ob ihr das nachvollziehen könnt, aber ich war total blockiert. Unter Aufbringung höchster Anstrengung konnte ich ein bisschen was loswerden. Das hat dann sage und schreibe 1 ½ Stunden auf diesem blöden Stuhl gedauert. Da soll mir einer sagen, dies war weniger gefährdend als mich kurz aus der Verkabelung zu entlassen und richtig auf die Toilette zu lassen, wo ich die Türe hätte hinter mir schließen können.

Da dies wohl alles in meiner Akte vermerkt war, kam am nächsten morgen frisch ausgeruht die Frühschwester rein und sagte: „Da hatten sie ja gestern Abend eine anstrengende Sitzung gehabt. Bei mir hätten sie auf die Toilette gehen dürfen."

Danke fürs Gespräch.

Irgendwann hat der Drainageschlauch, welcher immer noch über meinen Bauch in mein Innerstes versenkt war, angefangen zu röcheln. Er hat Luft mit angezogen. Meinen Lieblingspfleger meinte dann der könnte eh langsam raus. Eine herbeigerufene Ärztin hat dann die Fäden durchtrennt und gesagt, ich solle nun tief einatmen und ausatmen und mit diesem Rhythmus würde sie den Schlauch rausziehen. Da ich ein absoluter Laie war, was OPs betrifft, war ich nicht im mindesten darauf vorbereitet, was da aus meinem Bauch kam. Das der Schlauch gut fingerdick war, das konnte ich ja schon seit Tagen sehen, dass aber ca. 50 cm in mir versenkt waren, damit hatte ich nicht gerechnet und stand dann wirklich unter Schock, als sie zog und zog und es nicht aufhörte. Ich glaube, das war einer der erschreckendsten Momente der ganzen Zeit. Heute wäre ich vorbereitet, damals war ich es nicht.

Jeden Tag kam ein Arzt und hat den externen Herzschrittmacher heruntergedreht, um zu testen, ob meine Reizleitung wieder die Arbeit aufgenommen hat. Leider kam der Zustand in den fünf Tagen nicht zurück.

Somit saß mein Chirurg wieder an meinem Bett und sagte, sie hätten sich nun dazu entschlossen, dass ich einen Herzschrittmacher bekommen muss. Dies war nun so ein ganz fremder Gedanke. Herzschrittmacher war für mich was für alte Leute. Menschen, die evtl. nicht wirklich auf ihre Herzgesundheit geachtet haben. (Sorry an alle Schrittmacher-Träger, für diesen arroganten Gedanken).

Ich fragte meinen Chirurgen, ob er die OP macht. Später erkannte ich das Ausweichen in seiner Antwort, indem er sagte: „Ich bin dabei."

Schlitzohr.

Da ich aber erst diese lange Vollnarkose hatte, habe ich mich dafür entschieden den 2-Kammer-Schrittmacher mit einer örtlichen Betäubung einbauen zu lassen. Ich weiß nicht, ob ich heute nochmals die gleiche Entscheidung treffen würde. Ich buche es einfach mal unter: Vermutlich habe ich die Erfahrung gebraucht.

Durchgeführt wurde die OP von einer jungen Ärztin, die von meinem Chirurgen assistiert wurde. Es macht schon etwas nervös, wenn der Chirurg dann plötzlich die Anweisung gibt: „Halt, die Drähte nicht so tief einführen". Aber es hat ja alles geklappt.

Somit war ich nun tatsächlich Trägerin eines Herzschrittmachers. Damals noch in dem Glauben, dass mein Herzgewebe sich wieder so weit erholen wird, dass dieses fremde Ding in meiner linken Brustseite irgendwann in naher Zukunft wieder rausgenommen wird.

Die Theorie, warum ich plötzlich einen diagnostizierten AV-Block III Grades hatte, war der, dass mein Herzgewebe den Stress der OP nicht ganz vertragen hat und hier etwas zeitversetzt angeschwollen ist, was die Reizleitung unterbrochen hat. Der AV-Knoten sitzt ja im Vorhof, bildet den

Reiz, der dann über das Reizleitungssystem in die Kammern geleitet wird und daraufhin der Impuls der Systole kommt. Und diese Reizleitung wurde aufgrund der Schwellung unterbrochen.

Für mich als Laie war dann logisch, wenn die Schwellung wieder weg ist, wird alles wieder gut. Mit dieser Erwartung habe ich mich dann sechs Monate über Wasser gehalten und dieses Gerät immer nur als vorübergehenden Gast geduldet. Als die ernüchternde Tatsache dann irgendwann feststand, dass mein eigener Herzschlag sich inzwischen auf ca. 37 Schläge pro Minute eingependelt hat, mit der Tendenz eher noch weiter abzunehmen, musste ich mich mit meinem kleinen Freund aussöhnen und ihn endlich willkommen heißen.

Was wäre die Alternative. Lerne dankbar zu sein, dass es diese Geräte gibt. Aber das ist keine Erkenntnis von wenigen Tagen, dies muss reifen und dann kommt es irgendwann an. So war dies auf jeden Fall bei mir.

Zurück auf Station, habe ich dann geschaut, dass ich mir schnell eine Krankenschwester gesucht habe, welche den inzwischen inaktiven externen Herzschrittmacher abmontierte. Da es aus meiner Sicht immer schön war, einen kleinen Witz einzubauen, war ich sehr versucht, als die gute Seele die Kabel abklemmte, einen Anfall zu spielen, hab es mich dann aber doch nicht getraut.

Kurz darauf kam eine junge Kardiologin, welche die drei Drähte, die nun überflüssig waren, entfernen wollte. Die ersten beiden Drähte ließen sich auch recht gut ziehen. Allerdings war ich überrascht, mit wieviel Kraft sie drangehen musste. Der letzte hat dann aber blockiert. Egal, wie fest sie zog, er schien sich verhakt zu habe, evtl. beim Zusammentackern meines Brustbeines eingeklemmt.

Da man als Arzt nicht zimperlich sein sollte, hat sie sich kurzerhand eine Schere besorgt, das, was bereits draußen war, abgeschnitten und der Rest blieb halt drin. Die Entscheidung wurde so schnell gefällt, ich kam nicht einmal dazu Fragen zu stellen. Zack, war der Draht ab. Keine Ahnung, wieviel da noch drin war, wohin sich dies nun bewegte. Ich dachte, sie wird schon wissen, was sie tut. Als ich Dieter später beim Besuch davon erzählte, war er doch etwas irritiert über so ein Vorgehen. Ich habe es aber so weit in Schutz genommen, dass ich sagte: „Sie wird schon wissen…"

Aber wusste sie wirklich?

Ich war auf jeden Fall glücklich, mich wieder frei bewegen zu können. Selbständig ins Bad und auf die Toilette gehen zu können. Duschen war natürlich noch nicht möglich, aber wenigstens mit einem Waschlappen etwas Wasser und Seife an meinen für mich neuen Körper zu bringen. Dies waren schon herrliche Aussichten.

Ich bin dann ins Badezimmer, hab mich vor dem Spiegel ausgezogen und erst einmal betrachtet. Dann dachte ich, der Spiegel hätte irgendwie einen Knick und würde das Bild verzerren. Wenn ich auf meine Brüste schaute, hingen die in unterschiedlicher Höhe. Die Linke sah aus, wie seinerzeit mit 20 Jahren und die rechte hatte das reale Alter von 55 Jahren. Nicht, dass ich mich je über meine Brüste hätte beschweren müssen. Sie waren immer klein und fest und meiner Meinung nach noch nie nach unten gewandert. Doch der direkte Vergleich hat mich eines Besseren belehrt. Rechts, 55 Jahre alt, war ein gutes Stück tiefer. Links, 20 Jahre alt, war gut positioniert und ein deutliches Stück höher.

Bis mir dämmerte, dass der Einbau des Herzschrittmachers auf der linken Seite so viel Hautstraffung oberhalb der linken Brust benötigte, dass die ganze linke Brust deutlich nach oben verlagert wurde.

Hübsch, wenn es halt auf der zweiten Seite nicht im alten Zustand geblieben wäre.

Als ich wieder aus dem Badezimmer zurück ins Zimmer kam, war gerade ein junger Pfleger da. Ich fragte unbedarft:

„Kommt dafür eigentlich eine extra Rechnung? „

Er fragte: „Für was kommt eine extra Rechnung?"

Ich sagte: „Für meine Busenstraffung. Der linke ist jetzt viel weiter oben als der rechte."

Der arme Kerl war total überfordert. Ich hätte mich kringeln können.

In meiner WhatsApp-Gruppe wurde mir ernsthaft geraten, ich sollte mir doch rechts auch noch so ein Ding einbauen lassen, dann wären sie wieder gleich.

Ich habe aber lieber auf mein Alter und auf die Schwerkraft gesetzt und siehe da, innerhalb kürzester Zeit waren sie wieder auf gleicher Höhe. Wobei ich sagen muss, nicht rechts hat sich links angepasst. Leider.

Nach der OP des Schrittmachers nahm ich nochmal zwei Tage Schmerzmittel und setzte diese dann ab. Somit war ich bereits eine Woche nach der großen OP ohne Schmerzmittel. Und dies nicht, weil ich der Oberheld bin, sondern weil es einfach erträglich war und ich nicht unnötig Schmerzmittel einnehmen möchte.

In den Krankenhäusern wird man immer gefragt, in welchem Bereich die Schmerzen für einen liegen, da dies ja jeder individuell erlebt. Hierfür gibt es eine Skala von 0 – 10. Ich kam in der ganzen Zeit nie über 6. Dies war für mich auch eine interessante Erfahrung, da ich noch nie in einer Situation war, wo ich einschätzen konnte, wie gehe ich mit Schmerzen um und wie empfinde ich sie.

Entlassung

Am 26.02.2020 durfte ich nach Hause. Mein Bett zu Hause musste in der Liegefläche etwas unterfüttert werden, da ich aus einer flachliegenden Position nicht hochkam, doch mit etwas Unterstützung im Rücken, durch ein weiteres Kissen, ging das. Wir mussten nur noch die paar Tage hinbekommen, bis ich nach Radolfzell in REHA gehen durfte. Es war schön wieder zu Hause zu sein. Das meiste hinter mir zu haben und sogar eine vorsichtige Runde durch den Kurpark laufen zu können. Am ersten Tag eine Runde, am zweiten Tag gingen schon zwei Runden. Das Drückerle, wenn ich jemand Bekanntes getroffen habe, wurde mit Vorsicht ausgeführt. Es war einfach gut, wie es war.

Bodensee – REHA in Radolfzell

Wir durften uns dann zusammen am 01.03.2020 auf den Weg nach Radolfzell machen. Der erste Eindruck war nicht umwerfend, und als ich an meinem Essplatz auch noch die Essenskarte mit kalorienreduzierter Kost vorfand, war ich ehrlich gesagt etwas frustriert. Es gibt ein paar Sachen in meinem Leben, da verstehe ich keinen Spaß. Und eins davon ist, wenn man mich nicht so viel Essen lässt, wie ich gerne möchte.

Durch die lange nicht gestellte Diagnose hatte ich sowieso viel Gewicht verloren und auch davor war ich keine Wuchtbrumme. Ich wog vor der OP nur noch 57 kg und dies bei 1,68 m. Mit Mühe und Not habe ich mich dann etwas hochgearbeitet und konnte nicht verstehen, warum ich hier auf kalorienreduziert gesetzt werden sollte.

Dies wurde allerdings nach dem Aufnahmegespräch mit meiner Ärztin aufgehoben, so dass ich, wenn es mir zukünftig danach gewesen wäre, auch einen Nachschlag hätte erfragen dürfen. Wie sich im Laufe der Zeit herausstellte, habe ich dies aber nicht einmal in Anspruch genommen, womit wieder bewiesen war, manchmal lohnt es sich gar nicht sich über bestimmte Sachen aufzuregen. Erst mal abwarten.

Dieter hatte die erste Woche als Begleitperson gebucht, so konnten wir etwas Zeit gemeinsam verbringen, ich hatte etwas Unterstützung und er konnte sich schöne Anwendungen dazubuchen.

Bevor wir losgefahren sind, waren wir noch im Pflegeheim meine Eltern besuchen, da hier durch die OP über längere Zeit kein Besuch möglich war und natürlich während der Zeit der REHA auch nicht.

Mein Vater hüstelte da schon etwas, wobei wir uns da keine Gedanken machten. Ich saß direkt neben ihm und Dieter neben mir.

Kurz darauf kam die Info vom Heim, mein Vater musste mit Influenza ins Krankenhaus gebracht werden. Zum Glück kein Corona.

Doch innerhalb von 2-3 Tagen fing Dieter in der Reha an zu schwächeln. Er bekam Temperatur, war erschöpft, fing an zu husten. Und wir bewohnten zusammen ein relativ kleines Zimmer.

Wir haben den Ärzten gleich Bescheid gegeben. Dieter bekam einen Abstrich gemacht und wurde dann dezent gebeten, er möge doch bitte sofort abreisen und bis dahin das Zimmer nicht mehr verlassen.

An unserer Zimmertüre wurde eine Info angebracht, dass es sich hier um ein infiziertes Zimmer handelt, Besuch sich anmelden müsste. Also das Zimmer ohne Genehmigung nicht von fremden Personen betreten werden darf.

Als es ihm am darauffolgenden Tag langsam besser ging, ist er vorzeitig abgereist, um für die REHA-Patienten keine Gefahr darzustellen.

In dieser Zeit wurde das Corona-Thema jeden Tag etwas lauter. Die ersten Verordnungen wurden erlassen, Spielplätze geschlossen. Wenn wir durch den Park liefen, fuhr die Polizei streife und machte Ansagen, dass mindestens 1,5 Meter Abstand eingehalten werden muss.

Dieter war schon länger wieder zu Hause, bei mir zeigten sich keinerlei Anzeichen einer Ansteckung, so dass ich mal dezent anfragte, ob der Warnhinweis nicht von meiner Zimmertüre entfernt werden könnte, da ich bereits von Mitpatienten darauf angesprochen wurde. Nein, dies war nicht möglich. Aber wenigstens wurde ich von meinen Mit-Reha-Genossen und Genossinnen nicht gemieden.

Trotzdem durfte ich an allen verordneten REHA Maßnahmen teilnehmen, die mir auch sehr guttaten. Die drei Mahlzeiten am Tag, die wir in einem recht vollen Essenssaal einnahmen, waren vorzüglich. Ich genoss jeden Tag.

Meine Tischnachbarin war eine sehr nette und sympathische Frau. Nachdem wir feststellten, dass wir mehr oder weniger das gleiche durchgemacht hatten, in Zukunft am gleichen Tag unseren 2. Geburtstag feiern, hatten wir sofort einen guten Draht zueinander.

Wir sind oft gemeinsam durch den Park spazieren gegangen. Haben uns viel erzählt. Diese Zeit hat uns wieder richtig auf die Beine gebracht.

Was mich allerdings die ganze Zeit etwas irritierte, dies habe ich auch den Ärzten in Stuttgart und ebenfalls der Ärztin in der REHA gesagt, war, dass mein Herz immer so ein kleines Anklopfen gegen einen Widerstand fabrizierte. Ich bezeichnete es immer wie ein kleiner dezenter Hammer. Als Schwäbin sprach ich von einem Hämmerle, da es wirklich nur dezent war, nicht kompatibel mit dem eigentlichen Herzschlag. Auch nicht sehr störend, aber neu, seit der OP.

Die Ärzte, denen ich davon erzählte, nahmen es zur Kenntnis, sagten aber nichts dazu. Allerdings wurde ich engmaschig kontrolliert, was vermutlich in der REHA normal ist.

Da sich etwas Flüssigkeit in meinem Herzbeutel und in der Pleura (Bereich um die Lunge) befand, wurde in regelmäßigen Abständen Ultraschall gemacht. Die Blutuntersuchungen ergaben leicht erhöhte Entzündungswerte.

Aber ich hatte Freude an der Bewegung. Es waren sehr viele nette Menschen da, die ich so nach und nach kennenlernte. Das Essen war hervorragend. Die Anwendungen machten sehr viel Spaß und brachten mir wieder etwas meine alte Vitalität zurück, so dass ich mir über dieses Hämmerle nicht wirklich Gedanken machte.

Die Anwendungen ließen so viel Zeit für mich selbst übrig, dass ich jeden Tag von der Mettnau nach Radolfzell reingelaufen bin. Es war so schön, sich wieder bewegen zu können. Meine Spaziergänge wurden immer länger. Herrlich. Und das Wetter im Frühjahr 2020 war schlichtweg perfekt. Für eine REHA, nicht für den Klimawandel.

Irgendwann meinte der Vorgesetzte meiner Ärztin ich sollte nun doch ein Medikament nehmen, um die Entzündung und auch das Wasser vollends loszubekommen. Wir begannen mit Diclofenac.
Als ich das Medikament recherchierte, war ich nicht wirklich begeistert, da dies doch ein sehr starkes Rheumamittel ist. Nach erneuter Aufklärung, warum ich dies nehmen sollte, habe ich angefangen die Tabletten zu nehmen.

Leider hat sich recht schnell gezeigt, dass es sich genau in die Gegenrichtung entwickelte und das Wasser im Herzbeutel zunahm, anstatt sich zu verflüchtigen. Somit wurde Diclofenac abgesetzt und der Arzt verordnete mir Cortison und gleichzeitig das Gichtmittel Colchicin. Das Cortison wurde erst dezent eingesetzt, doch auch unter dieser Gabe wurde das Wasser im Herzbeutel mehr und die Entzündungswerte schlechter.

Der Arzt traf dann die Entscheidung eine extreme Cortison-Kur zu machen und verordnete für 3 Tage 2 mg pro Körpergewicht, also 120 mg pro Tag.

Da ich in meinem ganzen Leben noch keine starken Medikamente nehmen musste, war mir nicht klar, was dies in meinem Körper auslöst. Das Cortison hat meinen Blutdruck unbeherrschbar gemacht, was nach dieser Art von OP, wo die ganzen innerlichen Nähte noch frisch sind, nicht wirklich gut ist. Das

Cortison sich auf die Psyche auswirkt war mir ebenfalls nicht bewusst. Ich hatte plötzlich eine totale Anspannung in mir. Ich konnte es in dem Essenssaal fast nicht aushalten. Ich wurde unerträglich nervös, so dass wir die Cortisondosis wieder reduzieren mussten.

Zwischenzeitlich nahm ich also Blutdruckmittel, Cortison, Colchicin und zu guter Letzt wurde auch noch Ibuprofen 2 x 600 mg pro Tag verordnet.

Meinem Wasser im Herzbeutel und meiner Entzündung war das egal.

Dem Arzt ist nichts Weiteres eingefallen, was er unternehmen konnte. Es war auch nicht so, dass es mir dabei schlecht ging. Dies alles war nur unter Beobachtungstatus. Ich machte weiter meine langen Spaziergänge. Konnte an allen Anwendungen und Sportsachen teilnehmen. Mir wurde auch nicht direkt gesagt, dass dieses Wasser im Herzbeutel innerhalb kurzer Zeit zum Notfall werden kann. Die REHA wurde um eine Woche verlängert und nach dieser Woche wurde ich unter der Voraussetzung entlassen, dass ich vor Ort zu Hause einen Kardiologen habe, der bei mir eine wöchentliche Untersuchung per Ultraschall macht, um das Wasser im Herzbeutel zu kontrollieren. Auch die Entzündungswerte mussten im Blick behalten werden.

Da es nun bei uns in der Nähe nicht gerade sehr viele Kardiologen gibt, führte meine Recherche nicht weit. Kein Kardiologe erklärte sich bereit mich wöchentlich per Ultraschall zu untersuchen, wenn diese Untersuchung tatsächlich nur einmal im Quartal abgerechnet werden kann.

Dieter übernahm dann für mich das Druckausüben auf unseren nahegelegenen Kardiologen, so dass ich entlassen werden konnte, mit einer ganzen Litanei an Medikamenten, die ich nehmen musste.

Beim Cortison war ich zwischenzeitlich in Absprache mit dem REHA-Arzt am Ausschleichen. Dieses Medikament kann nicht einfach so abgesetzt werden, da sonst die Nebennieren evtl. die Produktion des körpereigenen Cortisons stoppt, was lebensgefährlich ist.

Mein erster Besuch bei dem neuen Kardiologen war noch geprägt durch sein Interesse, welche Diagnose und welche OP ich gerade hinter mich gebracht hatte. Die Ultraschall-Untersuchung zeigte weiterhin unverändert genug Wasser im Herzbeutel.

Cortison wurde wieder erhöht und auch das Colchicin sollte für mindestens drei Monate weiter genommen werden. Ibuprofen natürlich ebenfalls, wie bisher.

Bis in zwei Wochen...

OK. Dachte ich mir. Wenn mein Arzt meint, es reicht eine erneute Vorstellung in zwei Wochen, wird er schon wissen, was wir tun.

Zwei Wochen später hat sich bei der Kontrolle dann gezeigt, dass evtl. minimal weniger Wasser vorhanden ist.

Bis in drei Wochen...

OK. Wir scheinen auf dem richtigen Weg zu sein.

Komplikationen Teil 3

In diesen drei Wochen war ich immer noch jeden Tag spazieren. Was eigentlich schon fast Wanderungen waren. Anfangs war ich so fit, dass ich die Touren immer noch ein wenig ausgedehnt habe. Es war auch nicht übermäßig anstrengend, wenn es bergauf ging. Mein Mann hat schon gewitzelt, er würde sich auch so ein Motorle einbauen lassen, da ich besser bergauf kam, wie vor meiner OP.

Dann kam aber so schleichend eine Veränderung. Ich musste plötzlich beim Bergauflaufen mal kurz stehen bleiben, um Luft zu holen. Ich hatte es noch verbucht unter: Man ist nicht jeden Tag gleich fit. Bald ist ja der nächste Termin zur Kontrolle.

Bei der dann stattfindenden Kontrolle wurde ein deutlicher Anstieg des Wassers im Herzbeutel festgestellt. So, dass das Herz bereits eingeengt war, daher die etwas stärkere Atemnot.

Der Arzt hat sofort in der Stuttgarter Klinik angerufen und sich dafür eingesetzt, dass ich noch heute dort aufgenommen werden sollte.

Hier stand nun das erste Mal im Raum, dass der Herzbeutel punktiert werden muss.

Dieter hat mich mittags hingefahren. Wir rechneten nicht mit der Wärme an dem Tag. Es war Mitte Mai. Das Wetter war, wie schon das ganze Frühjahr, schlichtweg ein Traum. So fuhren wir im Auto nach

Stuttgart und waren aufgrund der Autofahrt doch ziemlich erhitzt. Dieter wollte einen Parkplatz suchen und hat mich am Eingang rausgelassen. Er wollte mit meiner Tasche nachkommen.

Was uns dann etwas unvorbereitet getroffen hat, war, welche Maßnahmen zwischenzeitlich im Krankenhaus aufgrund Corona stattfanden.

Ich bin am Eingang zu den Wachleuten hin, habe gesagt, dass ich angemeldet bin und auf die Kardiologische Abteilung muss.

Es wurde bei mir Fieber gemessen und das Ergebnis ergab 37,5 Temperatur.

Ich sagte, ist ja klar, wir waren gerade 1 ½ Stunden im sehr warmen Auto.

Ich wurde dann im Eingangsbereich in den Corona-Testraum geschickt. Die Schwester, die hier zuständig für die weiteren Tests war, war schockiert, dass ich, mit meiner Herzgeschichte bei ihr gelandet bin, hat nochmals Temperatur gemessen. Zwischenzeitlich war ich wieder bei 37 Grad. Also, dachte ich, Entwarnung.

Sie hat gesagt, ich soll auf jeden Fall hier wieder raus. Sie würde dies mit dem zuständigen Arzt klären.

Ich wieder raus.

Der Arzt sagte: Ganz klar wieder rein. Einmal hohe Temperatur, dann wird auch das volle Programm durchgezogen. Abstrich und warten.

Die Schwester war nur noch am Augen rollen, doch wir mussten uns den Anweisungen des Arztes fügen.

Zwischenzeitlich hatte Dieter einen Parkplatz, wurde aber nicht mehr zu mir vorgelassen. Er konnte beim Sicherheitspersonal nur noch meine Tasche abgeben. Es gab keine Verabschiedung, nichts.

Ich bekam eine Liege zur Verfügung, wo ich dann die nächsten Stunden auf mein Ergebnis warten musste. In diesem Raum war ich zwar allein, sprich keine anderen Patienten, doch ich konnte hören, dass im Nebenzimmer eine Frau in der gleichen Situation war wie ich. Immer wieder habe ich gehört, wie sie mit Namen angesprochen wurde.

Nach einiger Zeit kam dann der Arzt zu mir und teilte mir mit, dass er in die Wege geleitet hat, dass ich die kommende Nacht auf der Coronastation verbringen muss. Mein Testergebnis würde heute nicht mehr vorliegen.

Zum Glück war ich einigermaßen bei Kräften und habe vehement widersprochen. Ich sagte ihm, dass ich definitiv nicht auf der Coronastation landen werde, ausgenommen, mein Test zeige sich positiv. Ich sagte ihm, dass ich mich dann eher wieder von meinem Mann abholen lassen würde, bevor ich ohne positiven Test auf die Coronastation gehen würde.

Er hat mit allen möglichen Argumenten versucht mich davon zu überzeugen, dass ich auf jeden Fall auf die Station müsste, da heute kein Ergebnis mehr zu erwarten sei. Wenn ich wieder gehen würde und morgen wieder kommen würde, müsste ich die ganze Prozedur erneut durchmachen.

Ich sagte ihm, dass ich morgen dann einfach 15 Minuten in den Schatten stehe, bevor ich meine Temperatur messen lassen würde, da meine leicht erhöhte Temperatur ja nur auf das warme Auto zurückzuführen sei.

Wir beide haben gehandelt wie auf einem Basar. Aber für mich stand fest, ohne positiven Test (und die Schwester sagte anfangs, das Ergebnis würde nach ca. zwei Stunden vorliegen.) gehe ich nicht auf die Corona-Station.

Der Arzt hat mir nach unzähligen nicht zielführenden Versuchen noch seine Kollegin geschickt, die vermutlich mit weiblicher Überredungskunst versuchen sollte mich zu überzeugen. Ich habe mich nur immer wieder gefragt: Welches von meinen mindestens 10 NEIN haben sie nicht verstanden.

Irgendwann wurden die Versuche dann aufgegeben.

Plötzlich bekam ich die Info: Bitte in dem Rollstuhl Platz nehmen, sie werden auf Station gebracht.

Ich nahm erst Platz, nachdem meine Frage beantwortet war, welche Station und die Antwort

Kardiologie lautete. Und dann auch noch für Privatpatienten.

Ich kam mit dem Aufzug in den obersten Stock. Es gibt dort nur 2-Bett-Zimmer. Schon die ganze Atmosphäre ist eine total andere. Die Schwestern waren bereits bei meinem letzten Aufenthalt unglaublich nett. Aber hier es war nochmal mehr, irgendwie anders.

Bevor ich mein Bett übernehmen konnte, wurde schnell ein Bademantel und die gestreiften Handtücher, sowie das Duschgel und das Shampoo entfernt. Aber damit konnte ich leben. Der Schwester war es auch sichtlich peinlich, so deutlich den Unterschied zwischen privat und gesetzlich versichert demonstrieren zu müssen.

An diesem Abend wurde mir bewusst, warum ich unbedingt auf der Coronastation zwischengelagert werden sollte. Auf der normalen Kardiologischen Abteilung war kein Bett frei. Und die Coronaabteilung bring richtig Geld in der Abrechnung.

Das ist jetzt eine von mir ungeprüfte Behauptung. Dies möchte ich festhalten.

Allerdings war das Vorgehen in der Aufnahme schon etwas irritierend.

Am nächsten Tag war dann die Punktion des Herzbeutels angesetzt. Dies liest sich sehr harmlos.

Ja. Aber dies ist ein Eingriff, der sehr unangenehm ist. Wirklich sehr.

Es wurden ca. 700 ml Flüssigkeit entfernt. Wichtig war, dass dies auf Bakterien untersucht wird, um festzustellen, ob die Entzündung bakteriell ist, was grundsätzlich keine gute Nachricht gewesen wäre und sich zum Glück auch nicht bewahrheitet hat.

Die Entlastung des Herzens spürte ich sofort.

In dieser Zeit habe ich angefangen die Ärzte darauf anzusprechen, dass wir bitte vorsichtig sind, wenn immer Wasser im Herzbeutel ist, welches da nicht hingehört, damit ich nicht irgendwann bei einem Panzerherz lande. Ein Panzerherz ist genauso schrecklich, wie es sich liest.

Dies würde passieren, wenn die Flüssigkeit, die da nicht hingehört, anfängt zu verschwarten und dann nicht mehr flüssig ist, sondern mehr und mehr an Festigkeit zunimmt, sich also verdichtet und somit dem Herzen für seine Arbeit nicht genügend Platz lässt.

Alle Ärzte konnten mich aber beruhigen. Immer wieder wurde mir versichert, da sind wir noch weit davon entfernt. Gut. Das wollte ich hören.

Die weiteren Tage, die ich noch zur Beobachtung dort verbringen musste, waren kein Muss. Ich muss es ehrlich zugeben, das war Urlaub. Ich wurde so freundlich behandelt. Zuvorkommend. Ich durfte mich frei bewegen. Saß stundenlang mit meinem

Strickzeug auf dem Balkon. Konnte die Dachterrasse besuchen. Das herrliche Wetter genießen. Nach wenigen Tagen hatte ich so viel Sonne getankt, dass ich aussah, als wäre ich einige Wochen im Urlaub gewesen.

Bereits am zweiten Tag habe ich auf dem Balkon eine nette Dame kennengelernt. Wir kamen ins Gespräch und innerhalb weniger Sätze machte es bei mir im Kopf Klick und ich habe kapiert, dass dies die Frau war, welche ebenfalls bei der Aufnahme in der Teststation gelandet war. Ich fragte sie dann, was dort weiter mit ihr passiert ist. Was sie mir dann erzählte, konnte ich fast nicht glauben.

Sie wurde von ihrem Arzt eingeliefert, da er eine Lungenembolie diagnostiziert hat. Also nicht ein Verdacht auf, sondern es war schon sicher diagnostiziert. Bei einer Lungenembolie verhält es sich wie bei einem Herzinfarkt und einem Schlaganfall. Der sofortige Beginn einer sinnvollen Behandlung macht den Verlauf der Krankheit aus. Somit hopp oder top.

Sie lag aber nun, wie ich, stundenlang auf ihr Ergebnis wartend in der Teststation und da sie selbst keine Kraft hatte sich zu wehren, war mein Basar-verhandelnder-Arzt bei ihr erfolgreich und hat sie für eine Nacht auf der Coronastation untergebracht. Um nicht zu sagen zwischengelagert.

Dort wurde keinerlei Lyse-Therapie bei ihr begonnen, was bei einer Lungenembolie zwingend erforderlich ist. Erst am nächsten Tag, im Laufe des

Mittags wurde sie aus der Coronastation verlegt und die Behandlung wurde eingeleitet.

Meine Frage lautet nun: Wäre sie gestorben, käme sie dann in den Nachrichten bei: Heute im Laufe eines Tages sind 432 Menschen an oder mit Corona gestorben.

Ich war schockiert. Und ich bin es immer noch, wenn ich dies jetzt wieder durch das Schreiben hochhole.

Vor der Entlassung hat der behandelnde Arzt das Colchicin nochmals in der Dosis verdoppelt. Cortison nahm ich immer noch und Ibuprofen sowieso.

Bei Colchicin muss man wissen, dass dies das Gift der Herbstzeitlose ist. Dies ist ein gängiges Mittel für die Behandlung von Gicht. Gicht ist bekanntlich ebenfalls eine Entzündung im Körper, daher war es in meinem Fall als Mittel der Wahl getroffen worden.

Aber dann sollte man wissen, dass dieses Gift im Körper nicht neutralisiert werden kann und auch kein Gegenmittel existiert. Gicht bekommen oft übergewichtige Männer, die sich falsch ernähren.

Meine Dosis war nun so verordnet, dass ich die Höchstdosis nehmen sollte. Also ich mit meinen 60 kg bekam die Dosis, die evtl. ein Mann mit 130 kg als Höchstdosis nimmt.

OK. Versuchen wir es.

Relativ schnell konnte ich kaum noch spazieren gehen, da ich ständig zur Toilette hechten musste, da mein Körper über Durchfall versuchte das Gift loszuwerden. Ständige Krämpfe und Durchfälle haben mich zu der Zeit begleitet, so dass ich in Absprache mit meinem Kardiologen wenigsten ein wenig die Dosis verringerte.

Es ging mir nicht sehr schlecht in der Zeit, aber auch nicht wirklich gut. Besser wurde es aber auf jeden Fall nicht. Das Wasser im Herzbeutel und in der Pleura kam wieder zurück. Dies zeigte sich über die Kurzatmigkeit. Und mein Ruhepuls pendelte in diesem Zustand zwischen 100 und 130.

Eines nachts war er dann wieder sehr schlecht, so dass wir einen Notruf absetzten. Im Krankenwagen wurde dann schon eine Nadel gelegt und ein EKG geschrieben. Der Transport ging dieses Mal nach Calw. Der Sanitäter im Krankenwagen hat dann aufgrund des ungewöhnlichen Pulses gedacht, dass evtl. die Programmierung des Herzschrittmachers durch irgendwas gestört worden war und somit auf jeden Fall der Schrittmacher im Krankenhaus ausgelesen werden sollte.

Ich kam dann über die Notaufnahme ins Krankenhaus. Hier wollte mir der diensthabende Arzt das Medikament Metoprolol intravenös verabreichen, da mein Ruhepuls viel zu hoch sei. Ich sagte ihm die Vermutung, dass evtl. die Programmierung des Schrittmachers sich verändert hätte. Da wir aber mitten im Pfingstwochenende steckten, sagte er, dass leider erst kommende

Woche wieder ein Arzt anwesend wäre, der den Schrittmacher auslesen könnte.

Das Medikament, welches er mir verabreichen wollte, hatte ich wenige Wochen davor in Pforzheim schon mal bekommen und nicht vertragen. Ich hatte danach erbrechen und einen sehr labilen Kreislauf. Somit habe ich mich gegen die Gabe entschieden und ihm gesagt, dass jedes Mal, wenn das Wasser im Herzbeutel zu viel wird, der Herzschlag sich auf diese Frequenz aufbaut. Seine Ultraschalluntersuchung ergab, dass das Wasser nicht so dramatisch sei und ich die Wahl hätte, hier zu bleiben und mich bis Dienstag zu gedulden oder ich könnte natürlich auch wieder nach Hause gehen.

Mit Dieter hatte ich dann eine Diskussion, und er meinte, ihm wäre es lieber, wenn ich hierbleibe und unter Überwachung sei.

Ich glaube, in dem Moment war er wieder am überlegen, ob er mir doch noch einen Schlafanzug bedrucken lässt, mit folgendem Spruch, da er schon immer wieder der Meinung war, ich würde mich zu sehr gegen die Anordnung der Ärzte und dem Pflegepersonal stellen. Dieser Spruch auf dem Schlafanzug würde dann lauten:

Ich bin die Patientin, vor der sie in ihrer Ausbildung immer gewarnt wurden.

Als er mir dies seinerzeit gesagt hat, haben wir uns echt schlapp gelacht, weil wir uns das Gesicht der

Ärzte und vom Pflegepersonal vorstellten. Das würde bestimmt für gute Stimmung sorgen.

Doch hier in Calw, in der Notaufnahme, hatte ich wieder einmal das Gefühl, es wird nicht wirklich aufgenommen, was für Informationen der Patient gibt. Ich spürte, dass da die Entzündung im Herzbeutel wieder hoch aktiv war. (Die Blutwerte, die dort gemacht wurden, haben dies auch bestätigt) Somit sammelt sich an der entzündeten Stelle wieder Wasser an, da hier ja nichts anderes passiert, als dass die weißen Blutkörperchen in dieser Flüssigkeit versuchen die Entzündung in den Griff zu bekommen.

Da die Entzündung aber zwischenzeitlich so massiv war, hat mein Körper auch massiv Wasser gebildet. Und nur weil der Arzt evtl. nicht genug Erfahrung am Ultraschall hatte, tat ich ihm nicht den Gefallen und ließ mir ein Medikament spritzen, von dem ich wusste, es bekommt mir nicht.

Wir haben ihn dann informiert, dass ich im Krankenhaus bleibe, aber ohne Medikamentengabe.

Dort kam ich auf die Kardiologie. Mir ging es nicht gut. Die Pflegerin war sehr nett und zugewandt. Sie sah auch, dass ich relativ verzweifelt war, weil einfach klar war, hier passiert nun die nächsten 1-2 Tage nichts. Pfingsten, Notbesetzung.

Sie nahm sich die Zeit und hat sich meinen „Werdegang" angehört. Ich habe ihr auch nochmals gesagt, dass vermutet wird, dass der Herzschrittmacher sich durch irgendwas verstellt hat und dass ich vermute, dass wieder massiv Wasser im Herzbeutel ist, was sehr schnell zum Notfall werden kann, was sich schon an meiner Kurzatmigkeit und an dem extrem hohen Ruhepuls zeigen würde.

Sie recherchierte im Hintergrund und hat aus einer anderen Abteilung eine kompetente Ärztin aktiviert, die mich dann zum Schrittmacher testen abholte. Dieser hat sich als richtig programmiert herausgestellt. Sie machte noch Ultraschall. Dann wurde sie aktiv.

Es war zwischenzeitlich spät abends. Nach der Auswertung der Daten kam sie in mein Zimmer und sagte:

„Frau Ossig, ich habe soeben einen Krankenwagen geordert. Der bringt sie jetzt, heute Nacht noch nach Stuttgart in Ihre Klinik. Die Behandlung muss dort fortgeführt werden."

Sie konnte das Wasser feststellen und den kommenden Notfall erkennen. Und da in Calw keine Herzbeutelpunktion durchgeführt werden kann, wurde ich bei Nacht verlegt, bevor der Notfall eintreten konnte.

Danke Herr Doktor in der Notaufnahme, dass sie mir als Patientin zugehört haben.

Zwischenzeitlich machte sich bei mir etwas Frust breit, da ich das Gefühl hatte, es ist überhaupt nicht wichtig, was ich als Patient zu sagen habe. Aber ich habe doch ein gutes Körpergefühl!!!! Warum will das denn keiner wissen?

Gleichzeitig muss ich sagen, dass trotzdem immer wieder eine sehr zugewandte Pflegekraft oder ein verantwortungsvoller Arzt im Hintergrund tätig wird, und es geht in die richtige Richtung.

Ich kam dann nachts um ca. 2 Uhr in Stuttgart an. Es war mal interessant den Ablauf in der Notaufnahme nachts zu erleben. Ein netter, junger Arzt nahm sich meiner an. Es wurde wieder ein EKG geschrieben, nochmal Ultraschall gemacht. Alles, was halt dazu gehört.

Schon bei der Aufnahme habe ich ihm gesagt, für den Fall, dass nochmal eine Herzbeutelpunktion gemacht werden muss, bitte gleich in den Unterlagen vermerken, dass ich hierbei eine Narkose haben möchte, bei der ich dezent wegschlummern kann. Ein zweites Mal wollte ich dies nicht wach erleben. Dies war eine Erfahrung, die reicht einmal im Leben (besser noch: keinmal).

Irgendwann wurde ich auf ein Mehrbettzimmer gebracht. Mir ging es nicht gut. Ich hatte Schmerzen durch die große Entzündung, die in meinem Körper aktiv war und war auch sehr entkräftet.

Als Medikamente nahm ich zu der Zeit noch Ibuprofen 2 x 600 mg am Tag, Colchicin hochdosiert. Nur das Cortison war gerade fertig. Vor zwei Tagen war die letzte Dosis vom Ausschleichen fertig (Nach ärztlicher Absprache!).

Am nächsten Tag stand eine ganze Ärzteschaft und die Schwester Clara an meinem Bett. Sehr stark blieb mir ein Arzt in Erinnerung. Er war etwas stämmig, noch jünger, groß und hatte moderne, farbige Verzierungen an Körperstellen, die einsehbar waren.

Dr. Bunt hat ca. 2 Sätze mit mir gesprochen, dann sagte er:

„Hier müssen wir mit 60 mg Cortison einsteigen."

Ich traute mich dann zu sagen, dass ich gerade vor zwei Tagen das Ausschleichen von Cortison fertig hatte, nachdem ich es drei Monate genommen habe und in dieser Zeit die Entzündung und das Wasser explodiert ist.

Er wollte wissen, welche Dosis ich genommen hatte und ich sagte, was der REHA-Arzt damals angesetzt hat.

Sein Gegenhalten war dann, ich müsste sofort mit 60 mg anfangen. Ich habe mich dann nochmal getraut zu fragen, ob das, was der REHA-Arzt verordnet hätte, falsch gewesen wäre?

Daraufhin kam folgende Aussage, im O-Ton:

„Der hatte keine Ahnung, ich weiß, wie es geht".

Dies hat mich dann so verblüfft, dass ich nochmal nachfragte, warum er denkt, der REHA-Arzt hätte keine Ahnung gehabt.

Jetzt drehte sich Herr Dr. Bunt zu seiner Kollegin und meinte:

„Da haben wir wieder ein Compliance-Problem."

Ich fragte ihn: „Was bitte ist ein Compliance-Problem."

Ausweichen. Themenwechsel.

Ich wieder: „Was bitte ist ein Compliance-Problem?"

Dann konnte er nicht mehr ausweichen und er sagte:

„Das ist ein Patient, der entgegen der Anordnung des Arztes eigenmächtig seine Medikamente absetzt."

Da dämmerte mir, dass er mir gerade gesagt hatte, ich bin selbst schuld an der Situation, in der ich drin bin. Ich hatte drei Monate die heftigsten Medikamente, die am Markt erhältlich sind gegen Entzündungen, geschluckt. Und weil ich mir getraut habe, zwei Fragen zu stellen, hat er mich abgestempelt.

Selbst schuld.

In mir ist alles zusammengebrochen. In dem Moment habe ich mich aufgegeben. Ich konnte nur noch weinen. Ich hatte schlichtweg keine Kraft mehr. Und die Enttäuschung über diese Aussage war einfach niederschmetternd. Der Mensch, der eigentlich vor mir stand, um mir zu helfen, der sich Gedanken machen sollte, was wir noch versuchen können, geht mit dem Satz: „Selber schuld."

Wen ich mein Leben lang nicht vergessen werde ist die Schwester Clara, welche nach dem Auftritt von Dr. Bunt, bestimmt eine Stunde an meinem Bett saß und mich versucht hat einzufangen. Und sie musste mich von ganz weit weg einfangen.

In meinem ganzen Leben davor hatte ich noch nicht erlebt, wie man von einem Satz so vernichtet werden kann.

Schwester Clara hat einen weiteren Arzt aktiviert, welcher das weitere Vorgehen mit mir besprach. Es sollte ein weiteres CT mit Kontrastmittelgabe gemacht werden, da geschaut werden sollte, ob evtl. eine Naht von der großen OP undicht wäre und sich deshalb die Flüssigkeit bilden würde.

Danach würde dann noch eine Herzbeutelpunktion stattfinden. Ich habe gleich nochmals angemeldet, dass diese bitte unter leichter Narkose gemacht werden soll.

Am nächsten Tag würde dann eine Pleurapunktion gemacht werden. Sprich eine lange Nadel wird über den Rücken in den Beutel, welcher sich um die Lunge befindet, eingeführt und die Flüssigkeit wird herausgezogen.

Im Anschluss war eine OP geplant, bei welcher durch die Rippen ein Stück meines Herzbeutels entfernt wird. Dies wird Fensterung des Herzbeutels genannt. So war die Möglichkeit gegeben, dass das Wasser, welches sich dann evtl. wieder bildet, abfließen kann.

Ich hatte schon schönere Programme vor mir. Aber ich wollte ja auf jeden Fall wieder auf die Beine kommen. Wollte gerne den Bodensee umwandern. Das war mein langfristiges Ziel.

Nachdem bei dem CT anscheinend nichts Auffälliges festgestellt werden konnte, wurde ich für die Herzbeutelpunktion abgeholt. Ich fragte Schwester Clara nochmal, ob mein Wunsch, dabei zu schlafen, notiert sei. Sie meinte ja, ich sollte es dort aber gleich nochmals sagen.

Dies habe ich dann auch gleich gemacht.

Ich wurde vorbereitet. Gleiches Zimmer. Gleiche Gerätschaft. Ob es die gleichen Ärzte waren, wie vor wenigen Wochen, kann ich nicht sagen.

Sie fingen an.

Ich fragte, wann ich denn das Mittel bekommen würde, damit ich etwas wegdämmern würde.

„Ne, das würde nicht gehen. Das müsste vorher angemeldet werden wegen der Überwachung und so und diese Zeit wäre jetzt nicht mehr gegeben, da die Termine schon vergeben sind und der Nächste schon warten würde."

Ganz ehrlich. Ich erzähle dies, wie es damals gelaufen ist. Ich füge nichts hinzu und lasse nichts weg. ES HAT EINFACH NICHT INTERESSIERT. Der Patient wird schlichtweg nicht mehr gesehen.

Eine Herzbeutelpunktion macht auch beim zweiten Mal nicht mehr Spaß. Mehr sage ich dazu nicht.

Es wurde wieder einiges an Wasser herausgeholt. Ich kam zurück auf Station.

Schwester Clara hat in der Zeit leider ihren Dienst gewechselt und dann ihren Urlaub angetreten, doch als ich meine Schublade am Nachttisch aufzog lag da eine total liebe Nachricht, handgeschrieben von ihr drin. Die habe ich bis heute aufgehoben. Das sind die Momente, die mich durch diese Zeit durchgebracht haben.

Abends, als dann Schichtwechsel war, wurde von der vorigen Schicht auf die folgende Schicht mein Fall an meinem Bett besprochen, als wäre ich nicht vor Ort.

Hierbei wurde der frisch angetretene Pfleger informiert, dass bei meinem CT heute festgestellt wurde, dass an meiner Lunge etwas Auffälliges festgestellt wurde.

Ich fragte nach, was denn da festgestellt wurde. Das könnten und dürften sie mir nicht sagen.

Sowas beruhigt. Da geht man total entspannt in die Nacht.

Schlaf war dann etwas, das wollte sich definitiv nicht einstellen und da ich ja eh am Monitor hing, konnte ich beobachten, wie mein Puls und mein Blutdruck Kapriolen schlugen. Ich habe irgendwann darum gebeten, dass ein Arzt kommt. Es war der junge, nette Arzt, der Schicht hatte, als ich über die Notaufnahme aufgenommen wurde. Ich fragte ihn, ob er mal nachschauen könnte, was denn da in meiner Akte vermerkt sei, was im CT gefunden worden war.

Er war noch sehr jung. Und vermutlich unerfahren. Er hat tatsächlich meinem Wunsch entsprochen und kam mit der Info zurück, dass da ein Draht in meiner Brust gefunden worden wäre, der da nicht hingehört.

Danke für die Info.

Und danke, dass mir das Ergebnis mittags nicht gesagt wurde. Es geht hier ja nur um mich und was hat mich das anzugehen. Handelt es sich evtl. um den Draht, den die Ärztin nicht gezogen bekommen hat, als der externe Schrittmacher entfernt wurde und diesen Draht einfach abgeschnitten hat??

Als ich am nächsten Tag bei der Visite nach dem Befund fragte, wusste da keiner was davon.

Es wurde nur gefragt: „Wer hat Ihnen denn sowas gesagt?"

Ich habe nichts verraten.

Vor wenigen Wochen noch hätte ich gesagt, dass mein Vertrauen in diese Klinik unerschütterlich sei. Doch so langsam bröckelte da was. Und zwar sehr massiv.

Eine Ärztin war für mich zuständig und bat mich einer Verlegung in eine andere Abteilung zuzustimmen, da sie hier den Platz bräuchte und ich „ihr bestes Pferd im Stall" sei. Das war für mich in Ordnung, da mir auch klar war, dass hier viele Menschen lagen, denen es deutlich schlechter ging als mir.

Ich stimmte dann auch der erneuten Gabe von Cortison zu und die Ärztin hat bei mir am nächsten Tag die Pleura Punktion durchgeführt. Im Vergleich zur Herzbeutelpunktion ist dies ein Klacks. Auch nichts, was ich mehrmals brauche, aber akzeptabel.

Sie hat insgesamt ca. 700 ml. rausgeholt und sofort hat sich meine Atmung und mein Puls etwas normalisiert.

Somit konnte ich mich wieder etwas bewegen, solange keine Visite oder Untersuchung angesagt war. Für mich ist Bewegung etwas Grundlegendes. Ich spüre dann, dass ich lebe.

Nachmittags wurde ich über die OP aufgeklärt, die am nächsten Tag geplant war. Ich war bereit alles zu unterschreiben, Hauptsache, jetzt geht es aufwärts. Wir finden nun das Problem und es wird gelöst.

Am nächsten Tag wurde ich im Laufe des Vormittags abgeholt. Ich wurde für die OP vorbereitet, habe mich richtig darauf gefreut. Eine hübsche Pflegerin hat mir den Zugang gelegt. Wir haben uns noch über ihre schönen Augen unterhalten und dann habe ich nichts mehr mitbekommen. Es ist schön, wegzudämmern, wenn man in so hübsche Augen blickt.

Als ich aufwachte, hatte ich das Gefühl, dass ich etwas schwer Luft bekam. Ich habe dies gesagt, doch die Schwester meinte, ich würde gleich auf Station kommen und dann würde sich das bald geben.

Auf Station hat mein Essen auf mich gewartet. Die Schwester hat mein Rückenteil am Bett hochgestellt und sofort war meine Atmung weg. Ich konnte nur noch Signal geben, mich wieder flach runterzustellen.

In flacher Position war mir möglich wenigstens eine sehr flache Atmung zu haben. Ich habe den Pflegern und den Pflegerinnen immer wieder gesagt, dass meine Atmung nicht richtig funktioniert, ob evtl. der Drainageschlauch hier etwas blockieren würde.

Ich selbst wurde nicht einmal angeschaut. Es wurde auch kein Arzt geholt. Alles was angeschaut wurde war mein Monitor und dort sagte meine Sauerstoffsättigung: „Alles in Ordnung."

Mein letzter Versuch, meine Problematik deutlich zu machen, wurde mit einer Tablette auf meinem Nachttisch beantwortet. Eine Ärztin war zu keiner Zeit da.

Ich fragte dann: „Was ist das für eine Tablette."

Antwort: "Die ist gut für Sie, nehmen sie die. Eine Ärztin hat dies am Telefon verordnet."

Ich fragte nochmal: „Was ist das bitte für eine Tablette."

Antwort: „Morphium."

Ich würde ja mit meinen Schmerzen nicht klarkommen, dafür sei die gut.

Ich habe mich dann still verhalten, habe von nachmittags 15 Uhr bis am nächsten Morgen, als die Frühschicht kam, ganz flach geatmet. Mich nicht bewegt und diese 16 Stunden mich einfach auf meine Atmung konzentriert.

Als die Frühschicht mit Schwung hereinkam und sagte: „So Frau Ossig, jetzt setzen Sie sich mal hin und dann bekommen sie ihr Frühstück."

Fragte ich: „Kann ich das?"

Sie meinte: „Jeder kann nach DER OP sitzen."

Ich reichte ihr die Hand, damit sie mich in Sitzposition ziehen konnte. Sobald ich auch nur annähernd im Sitzen war, war meine Atmung weg.

Diese Schwester hat dann mich angeschaut und nicht meinen Monitor. Sie hat sofort reagiert, mich wieder flach hingelegt, einen Arzt geholt, der hat mir meinen Drainageschlauch gezogen und nach fünf Minuten Erholung saß ich am Bett, dann stand ich und dann bin ich selbständig auf die Toilette gegangen.

Auch bei dieser Episode ist nichts dazu fantasiert und nichts weggelassen.

Nur dieses Mal hat es sehr lange gedauert, bis der rettende Engel da war. In dieser Nacht habe ich meinen Mann mit über 100 WhatsApp Nachrichten bombardiert, dass wenn er mich hier nicht bald rausholt, ich diesen Aufenthalt nicht überlebe.

Im Nachgang habe ich dann erfahren, dass Morphium, wenn es dumm läuft, eine Atemdepression auslösen kann. Was in meinem Fall nicht auch noch hilfreich gewesen wäre.

Ich kam dann wieder auf Station. An mir dran, war wieder mein kleiner Freund, der tragbare Monitor, den ich ja schon kannte, welcher meine Daten aufnahm und an das Schwesterzimmer transportierte.

Dieser kleine Freund meldete dann am Tag nach meiner OP wohl, dass ich einen Puls von über 140 hätte. Ich war gerade im Bad, da kam der Pfleger reingestürmt, ich müsste jetzt diese Tablette nehmen.

Ich fragte, was ist das? Metoprolol. Ich sagte, das vertrage ich nicht. Wer das verordnet hätte. Telefonisch. Ein Arzt. Mein Puls wäre so hoch, da müsste ich dies nehmen.

Ich wollte nicht, da ich dieses Medikament nicht vertrage. Er war etwas pikiert und ist gegangen.

Dann dachte ich, das ist doch gar nicht möglich, dass mein Puls so hoch ist, da mein Herzschrittmacher doch auf 130 gedeckelt ist.

Ich bin vor zum Schwesternzimmer und habe dies mitgeteilt. Die Antwort war nur. Der Arzt hat das verordnet, entweder nehmen sie es oder halt nicht. Ich konnte auch nicht erreichen, dass ich vielleicht ein Gespräch mit einem Arzt bekommen könnte.

So war die Stimmung mir gegenüber etwas frostig und besagter Schlafanzug hätte hier vermutlich nicht gerade für einen Heiterkeitsausbruch gesorgt.

Am nächsten Morgen kam die Schwester zum Blutdruck messen, Puls messen, Fieber messen...

Hierbei bekam sie beim Puls messen ein deutlich anderes Ergebnis als mein kleiner Freund, der Monitor, meldete.

Ich fragte, ob der Unterschied nicht aufgefallen sei.

Sie sagte: „Ja, das haben wir schon die ganze Nacht beobachtet. Ihr Puls schwankt von 20 auf 140 und wieder zurück."

Ich dachte ich hätte mich verhört.

Dann sagte ich: „Das kann nicht sein, da mein Schrittmacher zwischen 60 und 130 gedeckelt ist."

Ihre Antwort: „Ja, das schon. Aber durch die OP gestern kann sein, dass hier eine Umprogrammierung stattgefunden hat und er nicht mehr richtig arbeitet." (OHNE SCHEISS)

Dann fragte ich:" Sie haben die ganze Nacht zugeschaut, wie mein Puls auf 20 runter ging und dann wieder auf 140 hoch und haben nichts unternommen, obwohl sie wissen, dass hier evtl. der Schrittmacher ausgeschaltet wurde. Haben Sie keinen Arzt informiert?"

Ich, immer noch relativ ruhig.

Sie wieder: „Ja, wir haben daran gedacht."

Es tut mir echt leid. Jetzt, wo ich dies alles wieder hochhole, beim Schreiben, krieg ich fast einen Anfall. Was ist da los, dass Menschen ihre Arbeit so ableisten?

Jetzt war ich nicht mehr so ruhig, somit kam dann zügig eine Ärztin, welche sehr schnell in die Wege leitete, dass mein Herzschrittmacher ausgelesen werden sollte.

Als mein Mann, der zum Glück inzwischen auch da war, und ich auf die entsprechende Station kamen, hat uns ein sehr schlecht gelaunter Kardiologe empfangen, der von diesen Schwierigkeiten absolut gesättigt war und die Untersuchung mit dem Satz anfing:

„Die auf den Stationen wissen doch, dass die Apparate spinnen. Ich habe Besseres zu tun, als immer diese Tests durchzuführen."

Er hat dann trotzdem die Auslesung gemacht und festgestellt, dass mein Schrittmacher 1A funktioniert.

Auch diese Geschichte ist in keiner Weise verändert. Mir ist tatsächlich bis auf die Toilette mit Medikamenten hinterher gesprungen worden, obwohl bekannt ist, dass die Geräte nicht richtig funktionieren.

Ich kam zurück auf Station. Dann kam die Visite.

Ein erneut neuer Arzt (Ich glaube in den vier Tagen Arzt Nr. 6) fragte mich, wie es mir gehen würde. Ich wollte ihm sagen, dass ich etwas verwirrt sei über das ganze Vorgehen. Er sagte etwas unwirsch, er hätte mich nicht gefragt, was ich davon halten würde, was hier geschieht, er hätte mich gefragt, wie es mir nun gehen würde.

Ich sagte ihm: „Nachdem jetzt Tag zwei nach der OP wäre, wäre ich absolut zufrieden. Ich hätte kaum Schmerzen, könnte ja auch schon rumlaufen…"

Er: „OK. Dann können Sie jetzt heimgehen."

Mein Mann und ich, wir haben uns angeschaut und waren perplex.

Ich sagte, ich hätte im November ja hier die Nachkontrolle (wir hatten aktuell das Datum 02.06.2020), ob ich dann weiterhin bei meinem Kardiologen engmaschig nach dem Wasser und der Entzündung schauen lassen müsse.

Er sagte: „Nein. Jetzt ist alles gut und es reicht, wenn Sie im November zur Nachkontrolle kommen."

Meine weitere Frage, wie es mit den Medikamenten aussehen würde (in den vergangenen vier Tagen standen ca. sechs Ärzte an meinem Bett, welche alle andere Ansätze hatten, was meine Medikation betraf. Dies ging von Colchicin nochmals erhöhen, über Cortison wieder beginnen, weiterhin Ibuprofen…)

Dieser Arzt sagte: „Ab sofort alles weglassen."

Eigentlich hätten mein Mann und ich hellhörig werden müssen. Aber wir, in unserer Naivität haben uns nur gefreut und dachten, da steht endlich einer vor uns, der weiß, wohin die Reise geht.

Das Cortison musste natürlich wieder ausgeschlichen werden, doch dies war nach seinem Programm nach einer Woche erledigt, da ich ja noch nicht lange wieder begonnen hatte.

Dann saß ich im Auto. Zwar frisch operiert, aber gesund. Und glücklich.

Eigentlich würde ich jetzt gerne ENDE schreiben. Aber nachdem das Buch ja von hier ab noch einige Seiten hat, weiß inzwischen jeder, so einfach ging es wohl doch nicht.

Mein gesund hielt genau vier Tage.

Relativ schnell habe ich wieder Atemnot bekommen. Ich konnte und vor allem wollte ich es nicht glauben.

Ich ging zu meinem ortsansässigen Kardiologen. Die Ärztin machte einen Ultraschall. Sie konnte nicht wirklich viel erkennen und meinte nur: „Ich müsste sie eigentlich wieder in die Klinik nach Stuttgart einweisen."

In dem Moment hatte ich einen Nervenzu-sammenbruch. Für mich war in dem Moment klar: Lieber gehe ich jetzt von dieser Welt, als mich diesem System nochmals auszuliefern.

Das hat aber den Zustand dann nicht einfach geändert. Handeln mussten wir trotzdem.

Dieter hatte dann folgende Idee: „Wenn es heute Nacht wieder schlecht wird mit dem Atmen, dann setze ich dich ins Auto. Wir holen keinen Krankenwagen, da die dich nach Calw bringen müssen und dann geht es wieder weiter nach Stuttgart.

Freudenstadt ist leider nicht in unserem offiziellen Einzugsgebiet. Aber wenn wir selbst hinfahren, müssen sie dich aufnehmen."

Endlich angekommen

Das haben wir dann gemacht. Nachts um 3 Uhr fuhren wir hin. Genau vier Tage nach meiner Entlassung aus der Stuttgarter Klinik.

Es war tatsächlich so, dass zwar durch die Fensterung im Herzbeutel das Wasser von dort ablaufen konnte, aber nicht weiter wie in die Pleura. Dies war zwischenzeitlich so vollgelaufen, dass die Fensterung somit unter Wasser stand und wenn ein Fenster unter Wasser steht, kann dort auch nichts mehr rauslaufen. Somit war inzwischen mein Herzbeutel auch wieder voll mit Wasser. Eigentlich Physik erste Stunde.

Der erste Arzt, der mich im Freudenstädter Krankenhaus anschaute, sagte wortwörtlich zu mir:

„Frau Ossig, an Ihnen können wir uns nur die Finger verbrennen. Ich möchte sie wieder zurück nach Stuttgart schicken."

Er hat mein Nein sofort verstanden.

Von ihm kam auch die Aussage, dass die Entlassung in Stuttgart intern unter „blutiger Entlassung" laufen würde. Was dies bedeutet überlasse ich jedem Leser seiner eigenen Phantasie.

Nach meinem Nein meinte er: „Dann stellen wir sie aber nochmals komplett auf den Kopf und schauen, woher die Entzündung kommt und somit das viele Wasser."

Erneut ein CT, mit Kontrastmittel.

Das Gespräch danach wurde dann wie folgt begonnen.

„Wir haben eine gute und eine schlechte Nachricht. Mit was beginnen wir?"

Die Gute war, dass sie vermuten, den Grund meines Problems gefunden zu haben. Sie meinten zu sehen, dass ein Stück Drainageschlauch von meiner Haupt-OP vermutlich im zusammen getackerten Brustbein sich verhakt hat und beim Ziehen abgerissen sei und somit noch drinstecken würde. Mein Körper sich also gegen diesen Fremdkörper wehren würde.

Also, nicht verwechseln. Dies war die gute Nachricht, da man nun gefunden zu haben schien, was das Problem war.

Die schlechte Nachricht war, dass vermutlich mein Brustbein wieder geöffnet werden müsste und somit evtl. nochmals eine sehr große OP notwendig werden würde. Dies könnte aber in Freudenstadt nicht durchgeführt werden. Er hätte aber einen früheren sehr guten Kollegen im Südschwarzwald, der dort in einer guten Herzklinik arbeitet. Mit ihm hätte er schon Kontakt aufgenommen. Sie dürfen mich zu ihm bringen. Ein Krankenwagen sei schon organisiert.

Außerdem sagte er, sie hätten festgestellt, dass sich das Wasser im Herzbeutel inzwischen schon angefangen hätte, zu organisieren. Dies würde bedeuten, dass....

Ich unterbrach ihn und sagte: „Sie wollen mir nun aber nicht schonend beibringen, dass ich auf dem Weg bin ein Panzerherz zu entwickeln?"

Er schaute mich an. Stutzte und fragte dann, woher ich dieses Krankheitsbild kennen würde. Ich sagte, ich hätte die Ausbildung zur Heilpraktikerin, und allein schon beim Lernen dieses Krankheitsbildes fand ich es ganz grässlich. Alle Kardiologen, mit denen ich seit meinen Wasseransammlungen im Herzbeutel zu tun hatte, hätte ich immer wieder darauf hingewiesen, dass wir bitte aufpassen, dass sich bei mir kein Panzerherz entwickelt. Und alle, unisono, haben gesagt, dass dies nicht der Fall sei. So schnell würde dies nicht passieren.

Füße-küssen war mein Gedanke. Endlich jemand, der sich wirklich kümmert. Der mich als Patient wahrnimmt und einen Weg aufweist.

Es war eine sehr lange Krankenwagenfahrt in die neue Klinik. Irgendwann kamen wir an. Dieter ist im PKW hinterhergefahren und hat die ganze Anmeldeprozedur erledigt, durfte dann aber nicht mehr mit rein, wegen Corona.

Da mein Corona-Test von Freudenstadt noch nicht ausgewertet war, musste ich in ein separates

Zimmer. Die Angestellten kamen nur in voller Montur rein. Ein Arzt, der mir Blut abnahm, und dem ein Tröpfchen davon daneben ging, hat sich dreimal entschuldigt. Alle waren extrem aufmerksam.

Als gegen Abend extra Prof. Dr. Farmer (der Bekannte von dem Arzt aus Freudenstadt) nach dem Abendessen zu mir in die Klinik kam, um mich kennenzulernen, da habe ich Dieter angeschrieben, wo er mich da bitte eingecheckt hätte. Ob hier bekannt sei, dass ich gesetzlich versichert sei? Ich habe die Welt nicht mehr verstanden.

Prof. Dr. Farmer hat sich meine ganze Geschichte angehört und gesagt:

„Wir schauen uns dies nun mal in Ruhe an." Die Diagnose mit dem Drainageschlauch konnte er noch nicht ganz glauben. Er sagte, aus seiner Sicht kommt mein Körper einfach mit den ganzen Fremdkörpern (Aorten Prothese, Herzschrittmacher) nicht klar und kämpft da noch dagegen an. Da würde es auf einen weiteren, kleinen Fremdkörper (abgerissener Drainageschlauch) nicht ankommen.

Wenn mein Körper dann mal alles mit körpereigenen Zellen ausgekleidet hätte, dann würde das Kämpfen hoffentlich aufhören. Wir müssen aber auf jeden Fall noch eine Pleurapunktion machen, hierbei würde dauerhaft erst mal eine Drainage und ein Beutel dranbleiben, damit das nachlaufende Wasser abfließt. Das Wasser würde nochmals auf Bakterien untersucht werden. Falls Bakterien festgestellt werden würden, wäre dies der schlechteste Fall, dann müsste alles, was mir eingebaut worden sei, nochmals ausgetauscht werden.

Prof. Dr. Farmer hat meine psychische Verfassung gut wahrgenommen und hat dann folgenden Satz gesagt:

„Frau Ossig, sie dürfen hier alles. Sie dürfen schreien, schimpfen, eine Zweitmeinung einholen. Alles. Aber was Sie hier nicht dürfen: Sich aufgeben."

Er hatte mit einem Blick erfasst, dass ich mich aufgegeben hatte.

Mit diesem Satz hatte er mich zurückgeholt.

An diesem Tag wurde mir dann noch der Drainageschlauch eingebaut. Im Rücken. Ich dachte, die Pleurapunktion in Stuttgart war ja nicht so schlimm und habe mich dann ganz tapfer zur Verfügung gestellt. Aber eine Punktion oder einen Drainageschlauch einzubringen, das sind zwei-Paar-Stiefel.

Das hat so saumäßig weh getan. Wenn ich immer bei der Skala von 1-10 angeben musste und seither die Schmerzen nicht über 6 empfunden hatte, jetzt war ich bei 12. Als ich zur Toilette musste, konnte ich mich nur am Rollator fortbewegen. Ich konnte nicht aufrecht gehen.

Jetzt griff ich freiwillig zu den beiden Schmerztabletten, die mir bereitgelegt wurden. Es waren normale Schmerzmittel, kein Morphium. Und so langsam kam dann auch die Entspannung.

In den nächsten Stunden hat sich mein Körper dann an den neuen Mitbewohner gewöhnt, so dass ich auch nachts einigermaßen schlafen konnte, obwohl mir dieser Schlauch im Rücken eingebaut war.

Als am nächsten Tag mein Corona-Negativ-Befund von Freudenstadt gemeldet wurde, wurde ich auf ein normales Zimmer gelegt. Ich war anfangs allein im Zimmer, was ich auch genossen habe. Die Ärzte und auch das Pflegepersonal waren sehr um mich bemüht. Ich glaube hier hat im Hintergrund eine Absprache von Seiten Prof. Dr. Farmer stattgefunden, dass ich eine Patientin war, deren Vertrauen ganz am Boden lag. Und das ganze Personal war darauf programmiert, mein Vertrauen wieder einzufangen. So ein Bemühen hatte ich davor noch in keiner Klinik bemerkt. Ich kann sagen, mir wurde „der Bauch gepinselt".

Der witzige Pfleger Uli kam in mein Zimmer, hat ein bisschen dies und ein bisschen das gemacht. Hat nebenbei fallen lassen: „Wenn Sie zum Abendessen auch gerne ein Gläschen Wein hätten, kein Problem. Wir haben Weißwein, Rotwein oder auch ein Bierchen."

Ich dachte, der veräppelt mich doch. Aber nein, das war wirklich ernst gemeint. Vielleicht wollten sie auch nur testen, ob es mich nach Alkohol verlangte? Sprich, ob ich ihn brauche? Da ich aber aufgrund meiner Konstitution seit ca. neun Monaten keinen

Alkohol mehr getrunken hatte, dachte ich mir, dann fange ich nicht gerade im Krankenhaus wieder damit an. Denn eigentlich trinke ich abends wirklich gerne ein Glas Wein. Aber es ist nicht so, dass ich es brauche, und im Krankenhaus wäre es für mich einfach irgendwie unpassend gewesen.

Mein körperlicher Zustand war in der Zeit eh sehr ungut, da wollte ich mir nicht noch ein Extra zufügen, mit dem meine Leber zu arbeiten gehabt hätte, nach dem ganzen Medikamentenmix der letzten Monate.

Uli wollte dann noch im Small-Talk wissen, wie ich denn von Stuttgart, von DER renommierten Klinik zu ihnen gekommen wäre.

Ich sagte nur: „Im Auto."

Er schaute mich an, hat gegrinst und gemeint: „Ok. Eins zu null für sie."

Als er mir „seine Niederlage" eingeräumt hatte, habe ich ihn dann doch noch informiert, warum ich mich von der Klinik verabschiedet hatte. Und zu der Zeit hätten mich auch tatsächlich keine 10 Pferde mehr dorthin gebracht.

Wir haben nach insgesamt 12 Tagen, nachdem bei mir die Herzbeutel-Fensterung gemacht wurde, den histologischen Befund von Stuttgart erhalten, dass dieses Material stark nekrotisiert war, zum Glück nicht maligne, doch in keinem guten Zustand. Sprich, mein ganzer Herzbeutel war über lange Zeit sehr entzündet und somit dauerhaft vernarbt.

So dass in der Herzklinik hier inzwischen darüber nachgedacht wurde, ob evtl. mein kompletter Herzbeutel entfernt werden muss, damit ich nicht im Zustand des Panzerherzens lande.

Warum der Befund sage und schreibe, 12 Tage gebraucht hat, um bei mir zu landen, das wissen die Götter...

Mein CRP-Wert (Entzündungswert), der normalerweise bei unter fünf sein sollte, war in dieser Zeit bei 213. Und dies trotz des ganzen Medikamentenmix, den ich über inzwischen vier Monate genommen hatte.

Da aber auch die Klinik hier noch nicht wirklich wusste, wie sie mit mir weiter verfahren wollten, habe ich in meiner Verzweiflung meinen Hausarzt angerufen. Wir hatten uns ja in dieser ganzen Zeit noch nicht gesehen, da entweder ich im Krankenhaus war oder als ich damals bei ihm war, bevor er selbst wegen einer Rücken-OP in die Klinik ging, ich wieder rausgetragen wurde, weil durch das Treppensteigen der Pfropf in der Beinarterie rausgepoppt ist und ich diese Einblutung in die Leiste bekam.

Meinem Hausarzt gegenüber hatte ich großes Vertrauen und da ich ihn noch nie viel in Beschlag genommen hatte, habe ich mich von meinem Krankenhausbett aus etwas getraut, was ich normalerweise nie machen würde. Er war mit seiner Frau im Urlaub. Die Handynummer seiner Frau hatte ich gespeichert, da sie eine Zeitlang die Pflegekraft meiner Eltern war und ich von unterwegs immer wieder Bilder und Nachrichten über sie an meine Eltern geschickt hatte, die sie dann meinen Eltern zukommen ließ.

Diesen Umstand habe ich ausgenutzt und dort angerufen.

Zu meiner Verwunderung ging gleich mein Hausarzt ran. Er wollte wissen, ob ich seine Frau sprechen wollte und ich sagte nein, dass ich tatsächlich ihn sprechen wollte, da ich inzwischen sehr verzweifelt sei, da ich nun durch so viele Krankenhäuser gewandert sei, so viele Ärzte an meinem Bett gestanden wären und nicht einer einen Weg aufzeigen konnte.

Ich fragte: „Haben sie noch irgendeine Idee, was wir tun können."

Er sagte: „Klar habe ich eine Idee. Ich habe gute Erfahrungen mit hochdosierten Vitamin C Infusionen."

Als rein schulmedizinischer Patient hätte ich vermutlich gedacht:
Will er mich veräppeln. Bei der Schwere meines Zustandes schlägt er mir Vitamin C vor?
Vermutlich hätte ich mich höflich bedankt und dann verabschiedet. Aber mit meinem Hintergrund, mit der Erfahrung, die ich mit meinem Sohn gemacht hatte, sah ich nur ein Problem:

Wie kommen wir zusammen, um schnellstmöglich damit zu beginnen. Ich liege im Südschwarzwald und hier wird davon gesprochen, mir den Herzbeutel zu entfernen. Und mein Hausarzt ist im Urlaub und ansonsten auch über 100 km entfernt. Hier im Krankenhaus musste ich bestimmt nicht nachfragen, ob sie evtl. mit hochdosiertem Vitamin C beginnen können oder wollen.

Die Fügung kam dann am nächsten Tag, als bei der Visite gesagt wurde, dass ja nun über die Drainage das Wasser soweit abgeflossen sei, die Drainage nun auch gezogen werden würde, die Entzündung etwas zurückgegangen sei, aber noch lange nicht gut ist, ich aber vorerst wieder nach Hause könnte, denn: „Volllaufen könnte ich ja auch in Ruhe wieder zu Hause und einfach dann wieder kommen, wenn das Wasser wieder da ist und zur Belastung wird."

In den fünf Tagen, die ich dort verbrachte, stand eines morgens bei der Visite ein Arzt an meinem Bett, den ich nicht kannte. Er bat mich in wenigen Sätzen zu erzählen, was mit mir ist und warum ich nun hier bin. Ich schilderte ihm meine Erfahrung von Stuttgart und vor allem die Erfahrung mit Dr. Bunt. Das er mich mit einem lapidar ausgesprochenen Satz komplett in den Boden gestampft hatte.

Daraufhin schaute mich der Arzt an, schaute auf meine Hand, an welcher ich meinen schönen, wuchtigen Ring von Radolfzell trage, und fragte mich dann ganz ruhig: „Und, trägt er jetzt einen schönen Abdruck Ihres Ringes im Gesicht?"

Ich hätte loskichern können über diesen Satz.

Als ich ihm dann sagte, dass dieser Arzt damals zu der Verordnung des Cortisons sich über den REHA-Arzt mit dem Satz hinweggesetzt hat: „ICH weiß, wie es geht."

Entgegnete er trocken: „Haben Sie die Telefonnummer von ihm. Solche Leute brauchen wir. Wir hier können tatsächlich alle nur ausprobieren, wie es geht."

Wie sympathisch und wie situationserfassend. Ich konnte ihm nur noch sagen: „Und da gehe ich überall mit ihnen mit. Ich probiere alles mit ihnen aus, da sie mir nichts versprechen. Schon gar nichts Falsches."

Als er draußen war fragte ich meine Bettnachbarin, wer denn das gewesen sei. Dann sagte sie: „Das war doch der Chef der Klinik."

Es gibt Menschen im Leben, die hinterlassen mit wenig einen lebenslangen Eindruck. Er gehört dazu.

So konnte mein Mann mich heimholen. In einem sehr erbärmlichen Zustand. Durch die Entzündung hatte ich sogar beim Atmen Schmerzen. Allein der Weg vom Sofa ins Bad erschöpfte mich so, dass ich weinend am Waschbecken stand. Den rechten Arm konnte ich nur schlecht und unter Schmerzen benutzen, da evtl. durch das schräge Liegen aufgrund des Drainageschlauchs, ein Wirbel verrutscht war und den Arm blockierte.

Aber wir konnten endlich selbst aktiv werden. Einen Tag nach meiner Entlassung durfte ich zu unserer Nachbarin. Sie betreibt eine privatärztliche Praxis und hat mir die erste Vitamin C Infusion gelegt. Gleichzeit noch weitere Wege aufgezeigt, um das Herz auf naturheilkundlichem Weg zu stärken, so dass ich auch bei ihr parallel einige Wochen regelmäßig meine Spritzchen abholte.

Mein Hausarzt hatte zwar noch Urlaub, doch er bot mir an, freitags in die Praxis zu kommen und mir die zweite Infusion mit hochdosiertem Vitamin C zu legen. Davor hatten wir einen Notfalltermin in Freudenstadt bei einer Heilpraktikerin bekommen, welche über die Dorntherapie meinen Wirbel wieder in Position brachte.

Die Infusion wurde über eine dicke Nadel in die Vene verabreicht. Dies dauerte ca. 1,5 Stunden und ist eine Behandlung, die übernimmt keine Krankenkasse. Vorgesehen war es, dass ich für die nächsten Wochen 3-mal die Woche komme. Ich habe dies mit einer Freude über mich ergehen lassen. Die Rechnungen, welche dann bei mir eintrudelten, habe ich mit großer Freude bezahlt. Endlich konnte ich etwas für meine Heilung tun. So eine Sitzung kostete knapp 100 €, dies anfangs dreimal die Woche, da kommt schon ein Sümmchen zusammen. Aber in mir war nur Freude.

Wir haben dann auch regelmäßig den CRP kontrolliert und dieser ging kontinuierlich zurück. Einmal hat mein Hausarzt mir etwas ins Gewissen geredet, als ich erzählte, dass wir den Tag zuvor 8 km wandern waren. Er meinte, es wäre besser, ich würde noch etwas langsam machen. Für mich war einfach schön wieder rausgehen zu können, in die Natur und mich mit meiner eigenen Kraft fortbewegen. Aber er hatte recht. Fit war ich noch nicht.

Irgendwann hätte ich vormittags wieder einen Termin für die Infusion gehabt, da spürte ich aber schon, dass das Wasser wieder da war und die Atmung etwas schwierig machte. Ein Anruf im Südschwarzwald ermöglichte das sofortige Vorbeikommen, um die Punktion durchzuführen und eine Nacht zur Beobachtung.

Die supernette Ärztin, welche die Untersuchungen machte, konnte tatsächlich bestätigen, dass das Wasser wieder so weit zurückgekommen sei, dass eine Punktion angesetzt werden musste. Ich wurde auf Station gebracht. Dies war fast ein wenig wie Heimkommen. Der Pfleger Uli hat dann alles für die Punktion vorbereitet. Zum Glück dieses Mal ohne legen einer Drainage. Beide standen mir im Rücken, der Arzt hat dann seine Arbeit begonnen und ich bat Uli zu mir nach vorne zu kommen, damit ich eine Hand zum Halten hatte. So war die Punktion erträglich und auch zügig vorbei. Vergleichbar mit der Punktion in Stuttgart.

Am nächsten Tag wurde ich wieder von der netten Ärztin untersucht und sie sagte: „Heute kommt ja die Punktion dran."

Ich sagte ihr: „Nein, die war gestern schon."

„Ach", sagte sie: „die war schon. Gell, das ist nichts, was sehr angenehm ist."

Ich sagte: „Für mich war es ganz ok. Aber fragen sie mal den Pfleger Uli. Ich glaube, der hat zwei gequetschte Hände."

Wir mussten beide kichern.

Ich konnte an diesem Tag sogar wieder nach Hause gehen und lag am nächsten Tag bei meinem Hausarzt auf der Liege, für die verpasste Infusion.

Nach anfänglich drei Infusionen die Woche, sind wir dann nach einigen Wochen runter auf zwei in der Woche. Dann kam irgendwann sein nächster Urlaub. Mein CRP Wert war zwischenzeitlich auf ZWEI!!!!!! Eigentlich fast nicht mehr feststellbar. Trotzdem hatte ich etwas Angst vor der Zeit, in der mein Arzt im Urlaub war.

Aber da Angst bei mir normalerweise nicht sehr lange anhält, haben wir das Beste draus gemacht und einen Urlaub in Südtirol gebucht. Auf unserer Rossalm. Die liegt auf 2.200 Meter. Direkt am Dolomiten-Panorama-Wanderweg und abends wird man mit einem 5-Gänge-Menü verwöhnt. Dort konnte ich auch das erste Mal wieder versuchen, ob ich noch sauna-tauglich bin. Sogar noch unter erschwerten Verhältnissen, wegen der Höhe. Mein Herz hat super durchgehalten. Die Wanderungen waren langsam, aber bewältigbar.

Das Essen schmeckte total gut, so dass ich zwischenzeitlich wieder meinem gesunden Gewicht von 63 kg nahekam und es war einfach schön, mal ein paar Tage Abstand zu bekommen von der ganzen Krankheitsgeschichte.

Nach Urlaubsende haben wir die Infusionen wieder aufgenommen, sind aber auf wöchentlich gewechselt. Mein Entzündungswert blieb konstant auf deutlich unter fünf. Irgendwann haben wir die Infusionen einschlafen lassen. Die Entzündung und das Wasser blieben weg.

Wir hatten inzwischen Juli/August. Ich konnte trotz der Hitze im Jahr 2020 lange Strecken mit meinem Fahrrad fahren. 70 km gingen gut. Ich konnte zwar spüren, dass mein Herz oft gegen meinen veränderten Herzbeutel klopfte, aber es hatte Platz sich auszudehnen und aufgrund der dezenten Medikation von Prof. Dr. Farmer mit Bisoprolol 2x1,25 mg wurde mein Ruhepuls von ca. 100 auf 70 eingestellt. Mit diesem Medikament konnte ich gut leben. Es tat mir gut. Alles andere war schon lange abgesetzt und das Aspirin, welche ich laut der Ärzte ein Leben lang nehmen sollte, habe ich in Eigenverantwortung ebenfalls abgesetzt.

Mir konnte kein Arzt eine logische Antwort geben, warum ich das Aspirin nehmen sollte. Ich hatte keine Gefäßverengung. Ich hatte meine eigene Herzklappe wieder drin. Als ich dann im Internet recherchierte bin ich auf eine Studie gestoßen, dass in anderen Ländern bereits in diesen Fällen Arginin verabreicht wird, was ein körpereigener Stoff ist und die gleich Wirkweise wie Aspirin hat, sprich das Blut etwas „dünner" macht. Mir war der Gedanke wohler einen körpereigenen Stoff zu nehmen und habe daher für mich entschieden das Aspirin gegen das Arginin auszutauschen. Dies muss aber jeder für sich entscheiden.

Ich bin inzwischen wieder mehr in der Richtung unterwegs, das ich denke ich habe meine Gesundheit viel zu sehr aus der Hand gegeben. Ich bin bei dieser Herzgeschichte nicht auf die Idee gekommen, dass hier eine naturheilkundliche Therapie unterstützend auch greifen kann.

Diese Vitamin C-Infusionen haben mich wieder zurückgebracht in die Spur der Naturheilkunde.

Mein Mann und ich, wir sind sicher, dass ich das ganze vermutlich nicht überlebt hätte, wenn mein Hausarzt diesen Weg nicht für mich aufgezeigt hätte.

Da ich diese Information gerne unter die Menschen bringen möchte, habe ich mich entschieden, die Geschichte aufzuschreiben. Ans Radio, den Sender SWR 1 habe ich ein Mail geschrieben, dass ich gerne in die Sendung Leute eingeladen werden würde, da ich es sehr wichtig finde, diese „Geschichte" öffentlich zu machen. Doch leider kam von dort bis heute keine Rückmeldung. Meistens werden dahin Menschen eingeladen, die auf sich aufmerksam gemacht haben, weil sie ein Buch geschrieben haben. Wer weiß…

Da ich mich weiterhin der Herzklinik im Südschwarzwald sehr verbunden gefühlt habe, fragte ich Prof. Dr. Farmer, ob ich dort für die notwendigen Kontrollen auch Termine bekommen könnte. Er verwies mich an das MVZ, welches dort angegliedert ist. Wie überall sind die Termine auch dort sehr rar, so bekam ich erst für März 2021 den ersten Kontrolltermin, hatte aber die Option, wenn irgendwas schlechter werden würde, könnte ich jederzeit stationär aufgenommen werden.

Somit war ich einen ganzen Sommer, einen Herbst und auch noch das Frühjahr frei von Kontrollterminen und habe dieses Thema so weit von mir weggeschoben, dass ich endlich mal wieder Petra war und nicht das Aortenaneurysma und der Herzschrittmacher.

Wir sind ein paar Mal in die Sauna, wie es Corona zugelassen hat, waren ab und zu gut essen, haben Familie und Freunde getroffen. Ansonsten haben wir es uns zu Hause gemütlich gemacht und waren in unserer Töpfer- und Kerzenwerkstatt, Terra-Candela.

Im März habe ich dann meinen betreuenden Arzt im MVZ kennengelernt. Er machte kurz ein Echo, hat meine Unterlagen durchgeforstet und bemerkt, dass wir beim Terminvereinbaren leider versäumt haben einen Kontrolltermin für den Schrittmacher zu vereinbaren. Dies würde nicht im MVZ gemacht werden, sondern 50 Meter weiter vorne in der Ambulanzabteilung. Die seien aber heute vermutlich voll und könnten mich nicht mehr reinschieben. Ich sollte da halt nochmal einen extra Termin machen und dann wieder kommen.

Im MVZ vereinbarten wir den nächsten Termin für Dezember, da wollten wir ein Belastungs-EKG machen und einen Gentest, ob ich evtl. eine genetische Veranlagung für Aneurysmen habe. Wenn dies der Fall wäre, wäre es sinnvoll ein CT vom Kopf zu machen, ob sich irgendwas versteckt. Dies fand ich eine gute Idee.

Leider kamen immer wieder verstärkt meine alten Herzrhythmusstörungen zurück. Da ich die aber schon viele Jahre kannte, habe ich sie als alte Bekannte einfach wieder in mein Leben gelassen. Mir wurde nun zwischenzeitlich von sehr vielen Richtungen gesagt, dass man dagegen einfach nichts tun kann.

Für Juli bekam ich dann den Termin für den Schrittmacher-Test. So war wieder eine gute Zeit ohne Arztbesuche und freien Gedanken.

Im Juli gingen wir recht entspannt zum Schrittmachertest. Dieter durfte aufgrund Corona immer noch nicht mir rein und hat seine Zeit bei dem guten Wetter im schönen Örtchen verbracht.

Die junge Ärztin, die die Auslesung des Schrittmachers machte, hat etwas gestutzt und meinte dann, sie hätte drei Phasen von Rhythmusstörungen gefunden, die aus der Kammer kommen würden. Dies seien die gefährlichen Rhythmusstörungen, die zum plötzlichen Herztod führen können.

Ich hätte im ersten Moment fast losgelacht. Jetzt mache ich seit 15 Jahren mit Rhythmusstörungen rum und immer waren es die Ungefährlichen und jetzt plötzlich sollen es die Gefährlichen sein??

Sie ging dann kurz aus dem Behandlungszimmer, um sich mit ihrem Vorgesetzten zu besprechen. Sie kam mit dem Ergebnis zurück, dass ich in drei Monaten wieder kommen soll, dann würde eine erneute Auslesung des Schrittmachers gemacht werden. Ich sollte mein Medikament Bisoprolol von 2x1,25 mg auf 2x2,5 mg erhöhen.

Ich sagte ihr, dass ich sowieso im Dezember einen Termin im Haus hätte, ob dann auch in Ordnung sei, wenn wir den Termin zusammenlegen. Ob drei Monate oder fünf, da ist ja nicht wirklich viel Unterschied, da ich dies so verstanden habe, dass kein akuter Handlungsbedarf gesehen wird.

Sie meinte, wenn ich dies so möchte, könnte man dies auch so planen.

Ich ging dann relativ verunsichert aus der Klinik zu Dieter und musste ihm nun die neue Hiobsbotschaft überbringen, dass leider doch nicht alles gut sei. Jetzt standen plötzlich diese neuen Rhythmusstörungen im Raum.

Dieters erster Impuls war, wir sollten sofort wieder reingehen und fragen, warum nicht gleich danach geschaut wird, wenn hinter den Störungen das Risiko des plötzlichen Herztodes steht.

Ich sagte, wenn die Ärztin meint, es reicht eine Kontrolle in drei Monaten durchzuführen, reicht es wohl auch in fünf Monaten. Da sehe ich keinen Unterschied. Sofort würden sie nichts unternehmen.

Wir gingen im Ort noch eine Kleinigkeit essen und fuhren dann nach Hause.

Diese erneute Diagnose hat bei uns nachgewirkt. Plötzlich war ich mir nicht mehr sicher, die Rhythmusstörungen, die ich derzeit wieder viel spürte, welche sind das nun?

Ich ging nun jeden Abend ins Bett und wusste nicht, ob der Liebe Gott mich morgens wieder aufwachen lässt.

Zu der Zeit habe ich mir ein Beruhigungs-Mantra zu eigen gemacht. Wenn ich gemerkt habe, wie ich abends mit dem Zustand nicht wirklich zurechtkam, sagte ich mir:

Ich lege mich in DEINE Hände.

Diesen Satz mehrmals innerlich vorgesagt, ließ mich ruhig einschlafen, meistens ruhig durchschlafen und siehe da, morgens wieder aufwachen.

Die Medikation habe ich dann, wie verordnet, verdoppelt. Und trotzdem hat sich uns beiden immer öfter die Frage gestellt: Auf was warten wir?

Als ich den schriftlichen Bericht per Post erhalten habe, verfasste ich eine E-Mail an die junge Ärztin, an meinen Arzt im MVZ und an Prof. Dr. Farmer, da ich nicht wusste, wer ist denn nun bitte für mich zuständig.

Ich schilderte kurz, dass wir uns wundern, bei der Diagnose hinzuwarten, bis zur nächsten Auswertung des Schrittmachers, wenn doch der plötzliche Herztod anklopfen könnte.

Geantwortet hat denn Prof. Dr. Farmer und sagte, ich hätte da bestimmt was falsch verstanden, da es nicht sein könnte, wenn dies festgestellt worden wäre, dass man mich dann nach Hause gelassen hätte.

OK, dachte ich. Vielleicht habe ich was falsch verstanden. Ich konnte auch den Bericht nicht wirklich entschlüsseln, was dies im Einzelnen bedeutet, so haben wir den Bericht einfach eingescannt und Prof. Dr. Farmer gemailt.

Ich schrieb ihm noch, kann gut sein, dass ich da was falsch verstanden habe, er soll sich dies einfach kurz anschauen und dann Bescheid geben, ob Handlungsbedarf gegeben sei.

Er hat sich nicht gemeldet.

Ich wurde von der Terminverwaltung angerufen und mir wurde ein sehr kurzfristiger Termin angeboten, da bei mir wohl Sachen zur Abklärung anstehen würden.

Am gleichen Tag wurde ich noch von der jungen Ärztin angerufen, ich hätte da wohl was falsch verstanden. Ich hätte doch vorgeschlagen erst in fünf Monaten zur Kontrolle zu kommen.

Da dachte ich, hier will sich jemand aus der Verantwortung stehlen, der wohl einen deutlichen Einlauf bekommen hat. Ich habe der Ärztin klar meine Seite dargelegt, dass mein Vorschlag von fünf Monaten deswegen kam, weil es für mich keinen Unterschied macht zwischen drei und fünf Monaten, wenn eigentlich sofort Handlungsbedarf angesagt ist.

In den wenigen Tagen, die zwischen Terminvereinbarung und dem genannten Termin lagen, hatte ich oft Rhythmusstörungen und an einem Sonntag war ich ziemlich schwach. Das Messen von Blutdruck und Puls ergab, dass mein Puls bei 46 lag, was ja durch die Deckelung meines Schrittmachers eigentlich nicht möglich war. Da ich aber durch die ganz neue Lage etwas verunsichert war, rief ich in der Klinik an und wir machten aus, dass ich vorbeikommen kann, damit ich kurz angeschaut werden.

Da es immer über 100 km Fahrt sind, hatte sich, bis wir dort waren, mein Zustand wieder einigermaßen normalisiert. Der diensthabende Arzt meinte, dass evtl. durch meinen schwachen Zustand, mein Herz zwar schon auf seine eingestellten 60 Schläge kam, doch diese nicht alle am Arm messbar angekommen seien.

(Heute bin ich mir sicher, dass dies evtl. durch die Verdoppelung des Medikamentes verursacht war, da ich das Medikament wenige Tagen später auf die alte Dosis zurücksetzte, in Absprache mit meinem Hausarzt, da mein Blutdruck total in den Keller abrutschte.)

Ich fragte den Arzt noch, was er eigentlich von der Idee hält, mal meinen Hormonstatus zu checken, da ja die weiblichen Hormone, wenn sie in ausreichender Menge vorhanden sind, das Herz schützen und wenn der Haushalt nicht stimmt, sich dies auf das Herz auswirken kann. Er sagte dazu nur: „Das besprechen sie bitte mit ihrem Gynäkologen."

So ein Denken werde ich nie verstehen. Wie kann man als Kardiologe nur das Herz im Blick haben, wenn es falsch schlägt und nicht im Umfeld interessiert auf die Suche gehen, ob da etwas im Argen ist?

Da ich aber nun schon mal da war, dachte ich, ich kann den Arzt gleich mal fragen, da ich durch die neue Diagnose doch sehr verunsichert war, wie ich denn nun zwischen den gefährlichen und den ungefährlichen Rhythmusstörungen unterscheiden könnte.

Er sagte: „Ganz einfach: Die ungefährlichen Rhythmusstörungen, die spüren sie. Die gefährlichen Rhythmusstörungen spüren sie nicht."

Er wusste wirklich, wie er einen beruhigen konnte.

Wir sind dann wieder nach Hause gefahren. Die Woche drauf, Donnerstag war erst mein Termin.

Mittwochs sind wir nach Bregenz an den Bodensee, da wir Karten für Rigoletto hatten und uns total auf die Aufführung auf der Seebühne gefreut hatten. Dies konnte im Jahr 2021 trotz Corona tatsächlich durchgeführt werden, da wir zwischenzeitlich vollen Impfschutz hatten. Was für ein Erlebnis. Meine Schwester und ihr Mann waren dabei. Wir haben nachmittags eine Führung hinter den Kulissen mitgemacht, sind dann gemütlich was Essen gegangen und haben abends dieses großartige Event von der ersten Minute an genossen. Die Technik auf der Bühne war unvergleichlich.

Wir kamen sehr spät zurück ins Hotel, hatten wenige Stunden Schlaf, mussten uns dann ohne Frühstück ganz früh ins Auto setzen, um rechtzeitig in der Klinik einzutreffen.

Dort war ich eingeplant für ein CT. Wieder mal mit Kontrastmittel. Hatte ich schon lange nicht mehr. Hierbei sollte angeschaut werden, ob bei der Haupt-OP evtl. ein Anschluss meiner Arterien in etwas verdrehter Richtung angenäht worden ist, da dies ursächlich für gefährliche Rhythmusstörungen sein könnte.

Da in der Klinik grundsätzlich bei der Aufnahme immer gleich ein Venenzugang gelegt wird, war dieser also schon drin, als ich auf Station kam. Hier wurde dann aber festgestellt, dass dies die falsche Größe war, da das Kontrastmittel eine größere Kanüle benötigt. Es kam eine Schwester, die recht unsicher vorhatte, diese größere Kanüle zu setzten. Ziehen durfte sie die bereits vorhandene nicht, dafür hätte sie die Ausbildung nicht.

Das hatte ich nicht verstanden. Stechen ja, ziehen, nein?? Ich habe gefragt, welche Ausbildung sie denn hätte. Sie war Arzthelferin und im Krankenhaus sozusagen Quereinsteigerin. Es hat sich mir aber bis heute noch nicht erschlossen, wie jemand einen Zugang legen darf aber einen bereits vorhandenen nicht ziehen darf.

Sie hat einmal versucht den Zugang passend zu legen, doch die junge Frau war so unsicher (hoffentlich nicht wegen meiner Nachfrage), dass sie leider nicht getroffen hat. Da sie mich nicht unnötig quälen wollte, holte sie dann den Arzt, der bei meiner Bettnachbarin (sie war bekannt für ihre schlechten Venen) beim 14. Versuch erfolgreich eine Nadel gesetzt bekommen hat, um mir die große Nadel zu legen.

Er nahm meinen Handrücken, war definitiv nicht zimperlich, hat neben der Vene auch noch einen Nerv getroffen, so dass mir ein heftiger elektrischer Schlag durch die Hand fegte. Dies habe ich ihm dann gesagt und er meinte, dies müsste eigentlich wieder in Ordnung kommen.

Habe ich schon mal gesagt, dass ich das Wort eigentlich liebe. Da steckt so viel drin. So von wegen: Eigentlich weiß ich es nicht wirklich, sollte aber eigentlich so sein...

Die Hand war an dieser Stelle übrigens ca. fünf Monate taub. Nicht dramatisch. Aber der Arzt hatte recht. Eigentlich sollte es wieder in Ordnung kommen und nach fünf Monaten war es wieder in Ordnung.

Ernüchterung – Kardiologen sprechen nicht...

Was mich bei diesem Besuch in der Klinik etwas irritierte, war, dass die Atmosphäre sich irgendwie verändert hatte. Ob es nun zwischen Ärzten und Pflegepersonal war. Oder auch uns Patienten gegenüber. Innerhalb des letzten Jahres hatte sich da etwas verändert. Und nicht wirklich zum Guten. Das fand ich sehr, sehr schade.

Die total nette Ärztin, auf der kardioloschen Ambulanz, mit der ich im vorigen Jahr noch gekichert hatte wegen den gequetschten Händen von Uli, lief nur noch mit gesenktem Blick von Zimmer zu Zimmer. Es war keine Chance kurz in Blickkontakt zu kommen, um einen Gruß zu nicken.

Das CT war unauffällig und am nächsten Tag kam noch ein Echo dran.

Dieser Arzt hat mich bis heute bleibend beeindruckt.

Ich wurde von der Schwester vorbereitet und lag schon auf der Liege. Es kam einer im weißen Kittel rein. Kein Gruß, kein Anschauen. Nichts. Er ging an den Computer und tippte ein paar Sachen.

Er stand auf, ging zur Tür.

OK, dachte ich, ist er gar nicht, der geht wieder.

Nein. Er machte das Deckenlicht aus und kam dann zu mir.

193

Jetzt, tatsächlich, ein „Hallo."

Er hat mein Herz und alles was dazugehört ca. 15 Minuten geschallt. In der Zeit sagte er:

„Hallo"

„Rücken Sie bitte ein wenig vor an die Kante."

„Drehen Sie sich bitte auf den Rücken."

„Sie können sich anziehen."

Wow. Rekord. Es wurde nicht besprochen, was er gesehen hat. Nein, ich durfte die heiligen Hallen wieder verlassen.

Zurück auf Station habe ich erfahren, ich durfte wieder nach Hause. CT war unauffällig. Im September sollte ich dann bitte für die Ablation kommen. D. h. über einen Herzkatether wird das Herz mit Medikamenten so gereizt, dass hoffentlich kontrolliert die gefährlichen Rhythmusstörungen provoziert werden, damit man sofort die falschen Reizleitungen kappen kann.

Ich bekam noch meinen schriftlichen Bericht in die Hand gedrückt und durfte gehen.

Dieter, der diese Nacht auf einem Campingplatz übernachtet hatte, war auch gleich zur Stelle. Im Auto habe ich meinen Bericht gelesen, in dem auch diese 15 Minuten Echo dokumentiert war.

Ich kann diese medizinischen Begriffe nicht alle wirklich deuten. Aber hier war dokumentiert, dass ich zwischenzeitlich drei undichte Herzklappen hatte. Eine davon sogar heftig, die andere verursacht durch das Kabel des Schrittmachers und die Dritte sowieso. Dann war die Aortenklappe dokumentiert als Stenose, was eine Verkalkung bedeuten würde. Diese war seither immer eine Insuffizienz. Ich konnte nicht verstehen, wie sich dies innerhalb von vier Monaten so verschlechtern konnte. Der Bericht war niederschmetternd.

Da aber unser Sommerurlaub vor der Türe stand, haben wir unseren VW-Bus reisefertig gemacht, die Räder hinten drauf montiert und sind losgefahren. Eigentlich war das Ziel Norwegen. Doch irgendwie war mir dieses Mal die Fahrt zu lange, einen Grenzübertritt wollten wir in Coronazeiten nicht wirklich machen, so sind wir an der superschönen Mecklenburgischen Seenplatte hängen geblieben.

Wir ließen uns einfach treiben, fanden sehr schöne Plätze, an denen wir uns wohlfühlten. Wir waren ein paar Tage hier, ein paar Tage dort. Sind dann weitergefahren, machten schöne Fahrradtouren. Ich war fit. Das draußen sein war herrlich. Wie immer haben wir leckere Sachen auf unseren zwei Gasflammen gekocht. Abends das Gläschen Wein bei Sonnenuntergang genossen und sind dann hochgeklettert auf unser hochgestelltes Dach mit 1,17 m Liegefläche. Einfach nochmal einen superschönen Abschiedsurlaub, da der Bus auf Ende des Jahres verkauft werden sollte. Dieter dann endlich mit 69 Jahren in den verdienten Ruhestand wechselte.

Wir fuhren weiter bis an die Ostsee, hatten da viel Wind und auch teilweise Regen, war trotzdem schön und das Fahrrad war nicht umsonst dabei.

Als wir dann abends ein leckeres Vesper vor uns hatten wofür wir im Supermarkt Spreewaldgurken dazu gekauft hatten, stellten wir beide fest, dass wir noch nie im Spreewald waren. Somit war die Weiterfahrt auch schon geklärt.

Wie schön es dort war. Vormittags machten wir eine typische Stocherkahnfahrt, die man einfach erlebt haben muss und am Nachmittag liehen wir uns noch zwei Kanus aus und erkundeten die Spree ein Stück auf eigene Faust.

Bereits während des Urlaubs habe ich dann mit der Klinik Kontakt aufgenommen und ein Mail geschrieben, dass ich, bevor ich diesen massiven Eingriff mit dem Herzkatether machen lasse, ein fundiertes Gespräch mit dem für mich zuständigen Kardiologen haben möchte, da die Befunde sich widersprechen.

Ich hatte das Gefühl, wenn sich tatsächlich eine so schnelle Verschlechterung einstellen würde, wie da dokumentiert ist, dann bräuchte ich mir um die nächsten Weihnachtsgeschenke keine Gedanken mehr zu machen.

Da ich keine Rückmeldung bekam, versuchte ich gleich nach unserer Rückkehr telefonisch mit dem Kardiologen Kontakt aufzunehmen, der schon 3x meine Entlassung aus der Klinik unterschrieben hat, mich aber noch nicht einmal persönlich gesehen hatte. Ich dachte, nachdem er immer meine Entlassung unterschrieben hat, muss er ja meinen Fall kennen.

Ich glaube, so langsam kommt rüber, dass mein absolutes Vertrauen, welches ich letztes Jahr wiedergefunden hatte, erneut am Schwinden war. Ich konnte es aber selbst noch nicht richtig greifen, geschweige denn wollte ich mir gegenüber dies eingestehen.

Nach mehreren Anläufen konnte ich mit dem Kardiologen ein kurzes Telefongespräch führen. Mein Fall war ihm aber nicht bekannt.

Ich sagte ihm, dass ich erst ein fundiertes Arztgespräch haben möchte, bevor ich die große Herzkatheteruntersuchung machen lasse, da ich bei den letzten Befunden einige Widersprüchlichkeiten entdeckt hatte.

Er wollte mich dann auf Oktober vertrösten. Mein Einwand, dass ich ja in wenigen Tagen den Termin der Untersuchung hätte, könnten wir den Termin doch stehen lassen und dann das Gespräch führen. Dies würde nicht gehen, die Verwaltung würde sich mit mir in Verbindung setzen, um einen neuen Termin zu vereinbaren oder den, welcher steht, bestätigen.

Leider hörte ich nichts von Seiten Verwaltung und der Termin rückte immer näher. Meine telefonische Nachfrage ergab dann, dass der Termin weiter bestehen würde, die Katheteruntersuchung aber rausgenommen sei.

So sind wir dann am 01.09.2021 wieder Richtung Südschwarzwald aufgebrochen. Da es hieß, dass ich vermutlich stationär bleiben müsste, reiste ich mit Köfferchen an.

Bei der Anmeldung wurde ich begrüßt: „Ja, sie kommen ja heute zur Katheteruntersuchung."

Ich sagte: „Nein, ich habe heute ein Arztgespräch."

Verdutztes Schauen. Außerdem, sagte ich, möchte ich, dass heute mein Mann mit zum Gespräch reinkommt. Dies wurde ausnahmsweise genehmigt, aber er müsste draußen warten, bis es so weit sei.

In der Ambulanz, wo ich dann den Zugang gelegt bekam, sagte der Pfleger: „Ja, sie bekommen ja nachher die Katheteruntersuchung."

Ich sagte: „Nein. Ich bin heute für das Arztgespräch da."

Dann wurde ich zum Warten in den Eingangsbereich gesetzt. Nach einiger Zeit kam ein junger Arzt zu mir, ich solle bitte mitkommen.

Mein Entgegnen, ich würde dann kurz meinen Mann dazu holen, nahm er etwas erstaunt auf und fragte: „Wofür das denn?"

Ich sagte: „Vier Ohren hören mehr als zwei."

Wir wurden in ein Besprechungszimmer geführt. Der Arzt, welcher über meinen ganzen Vorgang nicht informiert war, keine Unterlagen vorliegen hatte, auch meinen Fall im Computer nicht aufgerufen hatte, begann das lang ersehnte Gespräch mit einem recht unfreundlichen Ton und folgendem Satz:

„Und, was wollen Sie jetzt von mir? Sie haben heute einen Termin für die Katheteruntersuchung."

Ich sagte, dass ich heute eigentlich einen Gesprächstermin mit Dr. Herzig vereinbart hätte und wir telefonisch besprochen haben, dass diese Untersuchung erst einmal zurück gestellt wird, bis ich mein Aufklärungsgespräch erhalten habe und da er mich schon dreimal entlassen hat, mich aber noch nicht kennt und ich im Gespräch mal erläutert haben möchte, wie der weitere Weg ist und außerdem mal besprochen haben wollte, warum die Befunde der letzten zwei Echountersuchungen so drastisch auseinander lagen...

Er sagte, wenn es dringend notwendig wäre, könnte Dr. Herzig hinzugerufen werden, aber er wäre gerade beschäftigt.

Er ging kurz raus, um sich von Dr. Herzig bestätigen zu lassen, dass es stimmt, dass die Katheteruntersuchung tatsächlich zurückgestellt wurde. Dann endlich, hatte ich die Untersuchung vom Tisch.

Er war darauf angewiesen, die Unterlagen, die ich mitgebracht hatte, anzuschauen. Und es hat mich etwas Mühe gekostet ihn tatsächlich dazu zu bringen, die beiden Befunde genauer anzuschauen und vor allem gegenüberzustellen.

Als er dann so weit war, dass er die Befunde angeschaut hatte, schaute er auf, drehte sich zu mir um und sagte:

„Jetzt weiß ich, was sie meinen. Da muss vermutlich ein Fehler passiert und ein falscher Befund dokumentiert worden sein."

Ich glaube, meine Erleichterung war in dem Moment raumfüllend, weil sich dies nun endlich ein Arzt angeschaut hat und mir nun auch zustimmen konnte, dass hier etwas sehr Widersprüchliches dokumentiert war.

Er hat sein Stethoskop genommen, hat Herz und Lunge abgehört und machte folgenden Vorschlag: „Wissen Sie was, wir fangen jetzt einfach nochmal von vorne an und machen diese Untersuchungen nochmal. Dann haben wir ein richtiges Ergebnis."

Ich fragte, ob mein Mann denn dableiben soll, oder ob er heimfahren könnte. Sprich, ob wir heute mit den Untersuchungen und dem Besprechen fertig werden oder ob ich über Nacht bleiben müsste.

Da ich auf jeden Fall über Nacht bleiben müsste, sagte ich meinem Mann, er solle dann doch einfach nach Hause fahren. Ist doch anstrengend, wenn er den ganzen Tag im Auto zuwarten soll. So machte er sich auf den Weg, mit dem guten Gefühl, dass nun nochmal richtig nach den stimmigen Befunden bei mir geschaut wird.

Es ging los mit Schrittmachertest. Hier kam raus, dass die Energie noch gut neun Jahre ausreicht. Und durch kleine Veränderungen in der Feineinstellung, konnte sogar nochmal etwas mehr Reichweite „rausgequetscht" werden.

Dann wurde von derselben Ärztin nochmals die Ultraschalluntersuchung durchgeführt und hat während der Untersuchung Kommentare abgegeben, war mit mir in Rückmeldung. So war nun klar, dass meine Aortenklappe nicht plötzlich eine Stenose aufweist und die sehr starke Insuffizienz der anderen Klappen war nun nur noch leichtgradig. Der Arzt im Juli, welcher sich durch 15-minütiges Schweigen in meine Erinnerung eingegraben hat, hat wohl alles etwas dramatischer aufgenommen, als es tatsächlich ist und aus der Aorteninsuffizienz hat er kurzfristig eine Stenose gemacht.

Ich kann nicht sagen, wie ich langsam die Nase voll hatte, von den vielen Versehen, die mich seit meiner Diagnose begleiteten.

Bis dahin waren alle Ergebnisse, die nun besprochen wurden, sehr beruhigend.

Dann wurde ich auf das Fahrrad gesetzt, um das Belastungs-EKG zu machen. Hierbei zeigten sich allerdings sehr schnell die VES, die Ventrikulären-Extra-Systolen, welche zu den gefährlichen Rhythmusstörungen gehören.

Die Ärztin sagte, ich solle am besten nicht an meine Belastungsgrenze gehen, damit diese VES nicht provoziert werden.

Wer kennt bitte seine Belastungsgrenze? Wie erkennt man die?

Ich fragte, warum wir nicht den Schrittmacher gegen eine Kombigerät Schrittmacher + Defibrillator tauschen. Wäre zwar nochmal ein kleiner Eingriff, aber falls ich tatsächlich aufgrund der Rhythmusstörungen einen plötzlichen Herztod erleiden würde, hätte ich wenigstens gute Chancen, dass mich der Defibrillator wieder zurückholt.

Sie sagte, dass meine eingebrachten Kabel nicht kompatibel seien mit so einem Kombigerät.

Ich sagte ihr, dass ich dies nicht glauben kann. Ich fragte: „Dies kann nicht getauscht werden?"

Nein, könnte man nicht.

Sie könnte mir im Rücken einen Defibrillator einsetzen, unter den Muskel. Das sei aber ein sehr großes Gerät.

Meine Frage, wie ich denn dann schlafen sollte, vorne einen Schrittmacher und hinten ein großer Defi, beantwortete sie mit: „Tja, schlafen wird dann schwierig."

Somit war meine Erleichterung über die ganzen neu durchgeführten Untersuchungen nur von kurzer Dauer.

Ich wurde dann auf Station gebracht, durfte mein Bett in Beschlag nehmen, bin dann aber noch eine Zeitlang auf den Balkon rausgesessen, da herrliches Wetter war und mit mir eh nichts mehr geplant war. Bis zum Abendessen war noch etwas Zeit.

Als ich zurück aufs Zimmer kam, wurde das Abendessen gebracht. Ich saß noch auf dem Bettrand, als ein Arzt reinkam. Er fragte, warum ich denn jetzt nicht nach Hause gehen würde.

„Mir wurde gesagt, ich müsste heute hierbleiben." Sagte ich ihm.

Nein, ich könnte gehen. Sie hätten sich jetzt im Hintergrund besprochen, dass mit mir jetzt erst einmal nichts weiter gemacht werden würde. Die Katheteruntersuchung sei auch erst einmal vom Tisch, die hätte bei mir vermutlich zu wenig Erfolgsaussichten. Den Bericht würde ich per Post zugesandt bekommen.

Mit dem Taxi konnte ich nicht nach Hause, da der Weg deutlich über 100 km ist, so rief ich meinen Mann an und fragte, ob er nochmal bereit wäre herzukommen und mich abzuholen. Dies war für ihn natürlich keine Frage, so saß ich 1,5 Stunden später bei ihm im Auto, auf dem Weg nach Hause.

An dem Abend bekam ich die Aussage der Ärztin, ein Kombigerät sei mit meinem System nicht kompatibel, nicht mehr aus dem Kopf.

Ich sagte meinem Mann, Morgen rufe ich beim Hersteller an und lass mir diese Aussage bestätigen. Aber eigentlich hatte ich Angst vor dem Anruf. Ich hatte Angst davor, dass ich die Info bekomme, dass dies nicht stimmt.

Trotzdem rief ich am nächsten Morgen die Hotline an. Eine sehr kompetente junge Frau war am Apparat. Sie war technisch gut informiert und konnte mir die Frage aus dem Stand beantworten.

Sie sagte: Grundsätzlich sind alle unsere Geräte kompatibel. Was in ihrem Fall gemacht werden müsste, da Defibrillatoren eine stärkere Elektrode brauchen, eine Elektrode ziehen, die im Herz eingebracht wurde (oder stilllegen, wenn schon zu sehr verwachsen) und eine neue, stärkere einbringen. Dann ist es aber kein Problem das Gerät zu tauschen.

Das nenn ich mal Aufklärung. Dann weiß ich auch, wovon wir sprechen, welche Risiken evtl. auf mich zukommen. Und muss mich nicht gedanklich damit auseinandersetzen, dass ich evtl. mal so ein Gerät in den Rücken gepflanzt bekommen muss.

Ich dachte mir, ich warte meinen schriftlichen Bericht ab, bevor ich mit der Ärztin Kontakt aufnehme und sie nochmals auf ihre Aussage anspreche.

Der Bericht kam und kam nicht. Ich habe sie dann doch vorab schon mit meinen Recherchen per Mail konfrontiert und sie auch gleich noch an die Zusendung des Berichtes erinnert.

Sie ging nicht mehr auf das Gerät im Rücken ein, sie ging auch nicht mehr darauf ein, dass mir gesagt wurde, die Geräte seien nicht kompatibel. Sie meinte in dieser Mail in langen Ausführungen, dass es bei mir nicht wirklich Sinn macht, so einen Defi einzubringen, da mein Schrittmacher ja rechts sitzen würde, man somit eine Untertunnelung über einen recht langen Weg nach links durchführen müsste, was ein sehr hohes Komplikationsrisiko mit sich bringen würde, um die Kabel an Ort und Stelle zu bekommen.

Ich habe an mir selbst runtergeschaut.

Bekannterweise habe eine rechts/links-Schwäche.

Aber wenn ich eins sicher weiß, ist es dies, dass mein Schrittmacher links sitzt, und zwar schon von Anfang an. Wenn die Ärztin einmal in die Akten geschaut hätte, und dies hätte weniger Zeit in Anspruch genommen, als mir dieses Horrorszenario per Mail zu schreiben, dann hätte auch sie gewusst, er sitzt links.

Ganz ehrlich, was ich in dem Moment dachte?

In dem Moment ist alles wieder in mir zusammengebrochen. Ich habe an mir selbst gezweifelt. Fühlte mich zum zweiten Mal von einer guten Klinik im Stich gelassen.

Da der Bericht immer noch nicht kam, obwohl er anscheinend nochmals (der erste wäre wohl auf dem Postweg verloren gegangen) aktiviert wurde, habe ich mir eine Kopie bei meinem Hausarzt besorgt.

In diesem Bericht, welchen ich dann schlussendlich fünf Wochen nach meinem letzten Besuch in der Klinik erhalten habe, musste ich rauslesen, dass mir zwischenzeitlich die Medikamente, welche ich anfänglich mit zweimal am Tag mit 1,25 mg nehmen musste, kurzzeitig auf zweimal 2,5 mg am Tag erhöht waren, aber denn wieder reduziert wurden, da ich die Erhöhung nicht vertragen habe, waren zwischenzeitlich auf zweimal 5mg erhöht worden.

Diese Verordnung habe ich fünf Wochen später durch Zufall, weil ich mir den Bericht selbst besorgt hatte, herauslesen können.

Als ich die Ärztin damit nochmals per Mail konfrontierte, gab sie schriftlich die Antwort, dass diese Verordnung nicht von ihr kam, sondern von Dr. Herzig, der wieder meine Entlassung unterschrieben hat, ohne mich jemals gesehen zu haben. Aber in der Lage war, meine Medikamente zu vervierfachen, ohne jemals nachgefragt zu haben, ob ich diese überhaupt vertrage, da er ja nie nachfragen konnte, weil er mich ja noch nie gesehen hatte.

Ich hatte zwischenzeitlich den alten Bericht vom ersten Kardiologen herausgezogen, welcher das Aneurysma im Januar 2020 entdeckt hatte und hier unter dem Befund des Belastungs-EKG genau die gleichen Rhythmusstörungen dokumentiert gefunden. Diesen Befund hat niemand zur Kenntnis genommen und kommentiert, da wohl das Aneurysma und die undichte Aortenklappe vorrangiger waren. Auch ich habe dies seinerzeit nicht gesehen.

Da mir Prof. Dr. Farmer angeboten hatte, dass ich mich jederzeit wieder bei ihm melden dürfte, wenn es Unklarheiten gibt, nahm ich mit ihm nochmals Kontakt auf.

Er hat uns dann zu einem Gespräch eingeladen. Bei diesem Gespräch konnte man schon spüren, dass er über den Zustand in der Kardiologie nicht wirklich glücklich war.

Ich legte ihm den uralt-Bericht vor und fragte, ob der damalige Kardiologe bereits diese gefährlichen Rhythmusstörungen dokumentiert hat, welche wir nun die ganze Zeit als neu beurteilen. Er schaute den Bericht an und bestätigte meine Vermutung, dass es sich genau um diese Problematik handelt. Somit war klar, dass dies keine späte Komplikation der OP war. Genauso wenig war es eine neue

Sache, die in mein Leben getreten war, sondern mich vermutlich schon lange begleitet und halt doch nicht immer richtig als die ungefährlichen Störungen diagnostiziert wurden.

Wir kamen in diesem Gespräch noch auf das Thema, dass ich einfach etwas verunsichert war, als jetzt die gefährlichen Rhythmusstörungen nach so vielen Jahren plötzlich im Raum standen, dass ich nicht mehr einordnen konnte, ist das nun gefährlich, was ich spüre oder nicht. Mir der Arzt bei meinem sonntäglichen Kurzbesuch die Bedenken nehmen konnte, indem er mit glaubhaft versicherte, dass man die gefährlichen Störungen nicht spürt, die ungefährlichen aber schon.

Daraufhin schaute er mich an und sagte: „Wer erzählt denn so einen Blödsinn. Das stimmt überhaupt nicht. Es gibt einfach Menschen, die spüren Rhythmusstörungen und andere nicht."

Ich war wieder einmal sprachlos. Ich sagte ihm, dass diese Aussage wortwörtlich von einem Kardiologen bei ihm im Haus gemacht wurde.

Dann waren wir beide sprachlos.

Wir wussten beide, dass meine ambulante Zeit hier rum war. Ihm gegenüber habe ich klar zum Ausdruck gebracht, dass ich ihm für immer dankbar sein werde, wie er mich wieder ins Vertrauen zurückgeholt hat. Außerdem wüsste ich, dass es nicht seine Aufgabe als Herzchirurg sei, sich für solche Gespräche zur Verfügung zu stellen.

Dass ich aber nicht weiterhin in der ambulanten Abteilung bleiben wollte, wo ich keinen festen Ansprechpartner hatte, wo mir falsche Befunde zugeschickt werden, wo die Medikation nicht mit mir besprochen wird, wo mir falsche Informationen gegeben werden.

Ich denke, dies war ihm einfach bewusst. Ich sagte, ich müsste mich somit nochmals umschauen, nach einem Kardiologen, welcher näher bei uns wäre und auch die Durchführung der Schrittmacherkontrolle machen könnte, da dies nicht jede kardiologische Praxis anbieten kann.

Er meinte, Pforzheim sei doch von uns aus gut zu erreichen. Da hätte er eine sehr gute Adresse. Eine Kardiologin, die an eine Klinik angebunden sei, aber ihre Praxis in Pforzheim hat. Dort soll ich einen Termin machen, mich auf ihn berufen.

Ich wollte nur noch wissen, ob dies eine Kardiologin sei, die auch sprechen könnte, was er lächelnd bejahen konnte.

Wir haben uns dann freundlich voneinander verabschiedet, mit dem Wissen, dass meine Zeit dort nun erst einmal vorbei ist.

Es hat mir über viele Wochen sehr, sehr weh getan. Ich habe auch über eine lange Zeit an mir selbst gezweifelt. Mich immer wieder gefragt, was ich falsch mache, dass ich nun zum zweiten Mal aus einem System rausfalle. Das kein wirkliches Interesse mehr an mir als Patientin besteht.

Es hat einen Tritt von einer Bekannten gebraucht, dass ich mir hier professionelle Hilfe geholt habe, da ich wirklich an mir selbst gezweifelt hatte. Immer wieder kam der Gedanke hoch, so geht man doch nicht mit Patienten um. Irgendetwas muss ich falsch gemacht haben.

Bis die professionelle Hilfe mir gegenüber gesagt hat: Das bist nicht du. Das ist leider zwischenzeitlich das Gesundheitssystem. In Deutschland sind die Kliniken Wirtschaftsunternehmen. Wenn ich mit zu vielen Komplikationen immer wieder zurückkomme, bin ich für das Unternehmen nicht mehr lukrativ.

Wenn ich dann eine Katheteruntersuchung machen lassen soll, die mit durchschnittlich 9.000 € abgerechnet werden kann, ich aber lieber ein Arztgespräch führe, ist nichts verdient. Es hat mich viele Wochen gekostet, diesen Gedanken zuzulassen und zu verarbeiten.

Im Nachhinein denke ich, dass dies auch der Grund war, warum ich aus dem System in Stuttgart entlassen wurde. Meine Komplikationen waren vermutlich alle noch auf die Schlüsselnummer der OP geschlüsselt und somit hatte ich die Zeit, die ich einträglich war, überschritten. Und dann stellt die Patientin auch noch blöde Fragen...

Kardiologen sprechen doch...

Da ich aber wochenlang ziemlich in der Luft gehangen hatte, was die Informationen von meiner Klinik betrafen, hatte ich zwischenzeitlich in Ettlingen bei einem Kardiologen, welcher eine privatärztliche Praxis betreibt, einen Termin vereinbart, bei welchem ich die Kosten selbst zu tragen hatte. Allerdings war es mir inzwischen wichtig eine neutrale Person auf diese ganzen widersprüchlichen Befunde blicken zu lassen und eine neutrale Meinung einzuholen. Meine Friseurin hat mir diesen Kardiologen empfohlen mit dem Hintergrund, dass er sich Zeit nimmt und auch mit seinen Patienten spricht.

Als ich dann bei ihm war, hat er erst einmal die mitgebrachten Unterlagen durchgesehen. Wir haben uns unterhalten und er sagte dann, um sich ein umfassendes Bild machen zu können, würde er gerne zwei Untersuchungen machen, Echo und Belastungs-EKG.

Beim Smalltalk, während dem Ultraschall fragte er, wie ich denn ausgerechnet auf ihn komme. Ich sagte ihm dann, dass meine Friseurin ihn empfohlen hätte, als ein Kardiologe, der auch sprechen kann.

Das hat ihm ein extrem breites Grinsen ins Gesicht gezaubert und er meinte: „Ja, sprechen kann ich."

Ich glaube, er wusste genau, wovon ich spreche. Vermutlich war ich nicht die erste, selbstzahlende

Patientin, die genau aus diesem Grund bei ihm gelandet war.

Als gesetzlich versicherter Patienten ist es eine fast unlösbare Aufgabe einen Kardiologen zu finden, welcher auch ausführlich mit seinem Patienten spricht. Die Herzchirurgen sind da ein anderes Kaliber. Meinen Chirurgen habe ich als warmen, zugewandten Arzt so gut in Erinnerung, dass ich mir diese Zugewandtheit jederzeit wieder vor Augen holen kann. Auch Prof. Dr. Farmer ist Herzchirurg und hat mehrmals den Scherbenhaufen hinter den Kardiologen versucht aufzukehren.

Der Kardiologe in Ettlingen gab sich dann besonders Mühe. Hat mich beim Belastungs-EKG gut angespornt und dann ein ausführliches Abschlussgespräch mit auf den Weg gegeben. Er sagte, er würde mir von einem Defibrillator abraten, da dies auch von der Psyche her einiges zu verarbeiten sei.

Die Störungen bei mir, scheinen ihm nicht so dramatisch zu sein, dass hier diese hohe Medikamentendosis notwendig zu sein scheint. Er meinte eher, wenn die Probleme mehr werden, sollte ich eher von der niedrigen Dosierung mittags nochmals eine nehmen.

Ich sollte auch keinen Gentest machen, ob bei mir eine Veranlagung für Aneurysmen vorliegen würden, da man sich wirklich gut überlegen müsste, was ein evtl. Ergebnis mit einem macht. Vor allem, wenn dann vielleicht so ein Ding an einer Stelle sitzen würde, wo man nicht rankommt. Wo er recht hat, hat er recht. Mein Einwand, dass es für meinen Sohn wichtig wäre zu wissen, ob da eine Vorbelastung sei, meinte er, schicken sie ihn lieber alle 5 Jahre zum Kardiologen, das reicht.

Dies waren alles Ansagen, mit denen konnte ich was anfangen. Allein schon diese Zugewandtheit, sich Zeit zu nehmen, Fragen ernsthaft zu beantworten. Vor allem auch Fragen zuzulassen. Das gab mir wieder das Gefühl zurück, dass ich mich als Mensch mit meiner Gesundheit ernst nehmen darf. Ein Arzt nimmt meine Fragen und somit meine Gesundung ernst.

Ich ging sehr befreit aus der Praxis. Er gab mir alle notwendigen Infos mit auf den Weg, so war es auch nicht schlimm, dass der schriftliche Bericht (und die Rechnung, die ich wieder mit Freude zahlte) erst Wochen später ankamen.

Trotzdem habe ich mich, als ich den Bericht erhalten habe, so saumäßig über einen dort platzierten Satz gefreut, dass ich ihn mir zum neuen Mantra gemacht habe. Da stand:

Die Patientin ist in einem sehr guten Allgemein-zustand.

Das sage ich mir zwischenzeitlich jeden Tag vor.

Die Frage nach dem Hormonstatus hatte ich immer wieder selbst vor mir hergeschoben. Jetzt war der richtige Zeitpunkt dies endlich mal in Angriff zu nehmen. Die Heilpraktikerin in Freudenstadt, welche meinen Wirbel seinerzeit wieder in die richtige Position gebracht hat, konnte mir hier ein Programm anbieten, bei welchem über den Speichel einige ausgewählte wichtige Hormone getestet werden und nach Erhalt des Ergebnisses hat sie eine Therapie für mich ausgearbeitet. Dies beinhaltet Globuli, Vitamine, Homöopathische Tropfen, Bitter Elixier, Probiotikum.

Dieses Programm habe ich nun schon seit einigen Wochen laufen und mein Herz ist so ruhig, wie schon 15 Jahre nicht mehr. Es gibt Tage, da merke ich Unregelmäßigkeiten. Aber es gibt auch Tage, und davon bereits viele hintereinander, da merke ich mein Herz nicht. Und das ist der geniale Sollzustand. Man sollte sein Herz nicht spüren.

Ich genieße diese Tage, an denen es so ist. Ich kann mich darüber freuen, wie ein Schneekönig und wenn wieder mal ein anderer Tag dazwischen ist, dann ist es halt so.

Was ich zeitgleich auch terminiert hatte, war ein Besuch in Pforzheim bei der Ärztin, welche mir Prof. Dr. Farmer ans Herz gelegt hatte. Ich war an dem Tag sehr nervös, habe mich fast nicht getraut, da ich wirklich Angst hatte, wenn ich mich da nicht aufgehoben fühle, wo gehe ich dann in Zukunft hin?

Es war aber bereits ein sehr sympathisches empfangen werden in den Räumen. An der Rezeption saß eine sehr nette junge Dame. Ich wurde irgendwann für den Schrittmachertest vorbereitet und die Ärztin kam rein. Sie fragte erst, warum ich denn schon wieder einen Schrittmachertest machen lassen würde. Ich erklärte ihr, dass mir angeraten wurde nochmal prüfen zu lassen, ob weitere Phasen von VES ausgelesen werden könnten. Das hat sie dann geschaut, konnte aber nichts neues finden. Sie hat auch die verbleibende Restlaufzeit von neun Jahren ausgelesen und nochmals Feineinstellungen vorgenommen, die die Laufzeit nochmals ein wenig mehr „auslutschen" kann.

Sie hat mir Fragen gestellt, die noch kein voriger Kardiologe an mich hatte. Wie z. B. meine Zähne als Kind reguliert wurden (ich hatte sechs Jahre eine Spange) ob ich als Kind sehr gelenkig war, ob es sehr große und schlanke Menschen bei mir in der Familie geben würde...

Dies seien alles Punkte, wo anscheinend öfter ein Aneurysma auftreten würde. Ich war echt perplex. Sie war sehr angetan, als ich ihr die Grüße von Prof. Dr. Farmer ausgerichtet habe und fragte dann mindestens dreimal, ob ich noch Fragen hätte.

Ich war dann bereits wieder am Anziehen, sie hatte schon die Türklinke in der Hand, um das Zimmer zu verlassen, da dreht sie sich nochmals um und fragte: „Müssen wir noch irgendwas besprechen? Haben Sie noch irgendeine Frage?"

Da sagte ich: „Wollen Sie mich jetzt veräppeln?"

NEIN, das sagte ich natürlich nicht. Aber so kurz habe ich schon daran gedacht. Ich bin mir nicht sicher, ob Prof. Dr. Farmer mich evtl. angekündigt hat. Ob er mit ihr Kontakt hatte, und gesagt hat, da kommt eine, der ist es extrem wichtig, dass sie Fragen stellen darf. Ich weiß es nicht. Auf jeden Fall habe ich auch diese Praxis verlassen und eine enorme Erleichterung gespürt.

Offenes Ende – Ich lebe noch...

Jetzt bin ich schon Wochen raus aus dem System. Ich lebe gerade sehr gut ohne Ärzte. Ich habe im Hintergrund die Anlaufstellen, die ich brauche. Da ich durch den Schrittmacher leider in diese Abhängigkeit gekommen bin. Doch der Rahmen steht nun und ich bin jetzt wieder frei. Ich habe es aus meinem Kopf bekommen. Ich komme wieder in ein normales Leben rein. Nur zurzeit, wo ich dies alles aufschreibe, kommt es natürlich wieder hoch. Aber ich habe diese ganze Zeit ganz hinten in eine imaginäre Schublade gelegt und freue mich über jeden Tag, an dem es mir gut geht, und davon gibt es zurzeit verdammt viele.

Seit wenigen Wochen gehe ich mit meinem Mann ins Fitness, was unserem Rücken richtig gut tut, uns ein wenig Struktur in unsere freie Zeit gibt.

Außerdem habe ich bereits im Herbst 2021 eine Ausbildung in Tübingen angefangen. Mich hat das Logotherapie-Fieber erwischt.

Angefangen hat das, dass ich immer wieder über eine Freundin, die die Ausbildung nun schon einige Jahre macht, davon erzählt bekommen habe. Anfangs dachte ich immer Logotherapie = Logopädie. So hat mich nicht wirklich interessiert, was da dahintersteckte. Dann stolperte ich immer wieder über den Namen Viktor E. Frankl. Im Radio, im Fernsehen. Damit ging es los. Ich habe mir dann sein Buch bestellt: Trotzdem ja zum Leben sagen.

Es war passiert.

Die Denkweise dieses Herrn Frankl war für mich wegweisend. Dieses Buch von ihm war auch für Normalsterbliche gut zu lesen, doch bereits die Fachbücher, die ich mir dann kaufte, da musste ich leider schnell einsehen, dafür reicht mein Grips und mein Vorwissen noch nicht aus.

Ich hatte zwischenzeitlich Elisabeth Lukas für mich entdeckt. Sie hat die Logotherapie in Wien unterrichtet, hatte lange eine Praxis und über 100 Bücher geschrieben. Und zwar für Normalsterbliche. Mit ganz vielen Fallbeispielen.

In den ersten Wochen musste ich mir im Schnitt zwei Bücher pro Woche kaufen, da ich sie verschlungen habe. Diese einfache Denkweise von Psychotherapie war für mich faszinierend. So, dass ich mit Tübingen, wo ein Logotherapie-Institut ist, Kontakt aufnahm, um zu sehen, ob ich Chancen habe, aufgenommen zu werden, da dort eigentlich nur Menschen zugelassen sind, die am oder mit Menschen arbeiten, sprich Ärzte, Polizisten, Krankenpfleger, Lehrer usw. Da ich aber die Ausbildung zur Heilpraktikerin hatte, und mein Interesse sehr deutlich rüberkam, erhielt ich die Zusage.

Die Semester gehen immer über drei Monate. Ich bin dann im zweiten Semester eingestiegen und hatte einen Block von Donnerstag bis Sonntag Ende September. Der zweite Block vom zweiten Semester war Anfang Dezember und wurde mit einer Seminararbeit abgeschlossen.

Das nächste Semester beginnt im März, worauf ich mich jetzt schon freue.

Mein Lieblingssatz aus der Logotherapie ist:

Glück ist, was dir erspart bleibt.

Und unter dem Motto schaue ich auf die letzten beiden Jahre zurück.

Warum habe ich die Erfahrungen der letzten beiden Jahre aufgeschrieben. Da gibt es mehrere Gründe.

Für mich ist wichtig zu betonen, dass dieser alte Konkurrenzkampf zwischen Schulmedizin und Naturheilkunde, unsinnig ist. Ich bin das lebende Beispiel, dass ich sowohl ohne das eine wie auch ohne das andere nicht mehr am Leben wäre. Eine Ergänzung beider Seiten ist wie eine Medaille. Die eine ist nicht vollständig ohne die andere. Und es freut mich, weil ich das Gefühl habe, dass die Menschen, die Mediziner und auch die Naturheilkundler immer mehr aufeinander zugehen. Dann sind wir, meiner Meinung nach, auf dem richtigen Weg.

Außerdem wollte ich die Missstände in unseren Kliniken aufzeigen, die ja eigentlich bekannt sind, da vor den Wahlen dies ständige Themen sind, die von der Politik angegangen werden wollten. Oder wie ist da die richtige Grammatik?

Ich möchte nicht die Ärzte und nicht das Pflegepersonal kritisieren. Ich kritisiere, dass wir in Deutschland möglich gemacht haben, dass unser Gesundheitssystem ein Wirtschaftsunternehmen geworden ist. Aus meiner Sicht bleiben dabei die Ärzte mit ihrer gut getroffenen Berufswahl auf der Strecke, wie auch jeder Pfleger, jede Pflegerin, die ihren Beruf aus Leidenschaft machen, bleibt über kurz oder lang auf der Strecke, weil sie verheizt werden.

Ein Teil meiner Krankenhausaufenthalte war noch nicht zu den Hochzeiten von Corona. Und bereits hier war eine dramatische Überforderung der Mitarbeiter zu spüren. Eine Unzufriedenheit, eine sehr hohe Fehlerquote. Und Corona hat uns dies alles nur nochmal deutlicher vor Augen geführt, ein Brennglas auf die Situation gerichtet.

Eine Frage in meiner Semesterarbeit war:

Wenn Sie politisch und medial einiges zu sagen hätten, wie würden sie die aktuelle Krise (Corona) versuchen zu bewältigen.

Meine Antwort (ein Teil daraus) war ganz klar, dass Krankenhäuser und auch Pflegeheime wieder zurückgeführt werden müssen, raus aus der Ecke: Wirtschaftsunternehmen.

Ohne den vorigen Regierungen ein Fehlverhalten vorzuwerfen. Einfach unter der Rubrik einordnen: Wir haben daraus gelernt, dass das nicht gut ist, wohin wir uns entwickelt haben, und somit muss es wieder zurück gehen in die andere Richtung.

Wo der Beruf des Arztes und der des Pflegers wieder das sein darf, was er eigentlich ist. Dem Patienten zugewandt. Wirkliches Interesse an der Gesundung und Empathie für den Patient.

Dann habe ich diese Aufschriebe begonnen, weil ich versucht habe, beim SWR1 Leute eingeladen zu werden, was aber oft nur passiert, wenn man ein Buch geschrieben hat. Vielleicht werden die Macher der Sendung nun auf mich aufmerksam. Vermutlich bin ich die erste Person, die nur deshalb ein Buch schreibt, um dorthin eingeladen zu werden ☺

Ich persönlich würde nämlich wahnsinnig gerne meine Erfahrung in die Welt rausbringen, dass meine Entzündung, die mich fast mein Leben gekostet hätte, mit ganz einfachen Vitamin C Infusionen aus meinem Körper gewaschen wurde. Alle meine Ärzte und Professoren, die ratlos an meinem Bett gestanden sind, und mit noch heftigeren Medikamenten auf die Entzündung draufgehauen haben, sollen hören, es geht auch anders. Vielleicht nicht bei allen und nicht bei jedem schlägt es an. Aber der Versuch ist es wert.

Mich hat sehr irritiert, dass kein Arzt im Nachgang gefragt hat: „Wie sind sie die Entzündung eigentlich losgeworden?"

Wenn ich ungefragt sagte, über die Naturheilkunde. Ich hätte Infusionen bei meinem Hausarzt bekommen, wurde nie, wirklich nicht einmal nachgefragt, was das genau für Infusionen waren. Ich verstehe nicht, wie man zu dieser Ignoranz kommt, wenn ein Patient vor einem steht, der unter der eigenen Behandlung fast gestorben wäre, warum wird da nicht gefragt:

„Wie haben sie es geschafft?"

Denn man steht doch immer wieder vor dem Problem, des nicht Weiterkommens. Da sollte doch jeder begehbare Weg auch gegangen werden. Und dem Patienten angeboten werden.

Ich bin davon überzeugt, dass ganz viele Patienten an diesem Punkt stehen und vielleicht dann, wenn sie dies gelesen oder gehört haben, einen Weg finden, der ihnen auf schonende Weise helfen könnte.

Daher war es für mich die Mühe wert, dies alles nochmals aus der Versenkung herauszuholen und nochmal aufleben zu lassen. Und trotzdem macht es mich auch jetzt wieder sprachlos, wie viele Fehler und vor allem wieviel Fehlverhalten mich auf diesem Weg begleitet hat.

Aber jedes Mal, wenn es richtig weh tat, war da eine ganz nette Clara, ein supernetter Uli, liebenswerte Herzchirurgen, witzige Begegnungen, tolle Bettnachbarinnen. Und eine Zeit, die einfach in meine Historie reingehört.

Und nein, das bin ich inzwischen losgeworden. Ich habe in der Zeit nichts falsch gemacht. Ich habe mich den Anweisungen der Ärzte gebeugt. Ich habe nachgefragt, wenn es mir wichtig war, und hier bin ich auch heute noch der Meinung, ein Patient darf seine Mündigkeit nicht aufgeben müssen, um richtig und freundlich behandelt zu werden.

Ich habe in der Zeit im Krankenhaus die Erfahrung gemacht, mitdenken ist zeitweise sogar überlebenswichtig.

Derzeit lese ich ein Buch eines Arztes, der dem Gesundheitssystem nach 30 Berufsjahren sehr skeptisch gegenübersteht.

Ich persönlich denke, dieser Arzt ist von einem Extrem komplett in die entgegengesetzte Richtung gependelt. Trotzdem sind die Informationen in seinem Buch für mich sehr interessant und gut, um selbst kritisch zu bleiben und manche Behandlung und Medikamentengabe auch zu hinterfragen.

Hier kann ich ihm durch meine Erfahrung der letzten zwei Jahre zustimmen, dass die Medikamentengabe oft ungeprüft und nicht kontrolliert durchgeführt wird. Der Patient wird dabei nicht befragt und nicht wirklich angeschaut.

Mag es aus Hilflosigkeit geschehen oder weil man nicht kritisch hinterfragt, ob die Therapieform auch anschlägt. Bei den mir verabreichten Medikamenten, aufgrund der Entzündung, war bei allen als Nebenwirkung begleitend, dass die körpereigene

Abwehr, das Immunsystem, heruntergefahren wird. In Zeiten von Corona schon eine etwas ungute Nebenwirkung, doch hier muss einfach bedacht werden, was hat Vorrang, somit habe ich es akzeptiert. Inzwischen frage ich mich aber, ob nicht gerade durch die extreme Gabe der starken Medikamente und somit des Runterfahrens meiner eigenen Köperabwehr, die Entzündung und damit auch das Wasser explodieren ließ. Über dieses Herunterfahren des Immunsystems waren meine Selbstheilungskräfte ausgeschaltet.

Wenn ich den ganzen Ablauf der letzten zwei Jahre nochmals chronologisch aufliste, hat mein Körper in dem Moment angefangen extrem zu reagieren, als wir mit den Medikamenten angefangen haben.

Auch alle Ärzte, die später in den Vorgang eingebunden waren, waren selbst überrascht und konnten immer nicht erklären, warum ich so spät nach der OP diese extremen Reaktionen aufzeigte.

Ich weiß nicht, ob mein Körper mit den Fremdstoffen selbst fertig geworden wäre, wenn wir nicht eingegriffen hätten.

Hier kann ich nur sagten: Hätte, Hätte, Fahrradkette.

Das ist für mich heute auch nicht mehr wichtig. Wichtig ist für mich, dass ich psychisch an dem Erlebten nicht zerbrochen bin, was zeitweise auf dem Weg nicht sicher war. Zum Glück ist meine Psyche schnell regenerierbar und mein Grundtyp eher positiv.

Erfahrungen verbuche ich unter: Das hast Du wohl gebraucht.

Und meine drei Leitsätze für die Zukunft sind und bleiben:

Die Patientin ist in einem sehr guten Allgemeinzustand.

Glück ist, was einem erspart bleibt.

Ich gebe mich in DEINE Hände.

Außerdem waren mein Mann und ich froh, dass die Anstrengung der vergangenen Jahre unsere Partnerschaft nicht nachhaltig beschädigt hat, da wir leider lernen mussten, dass uns dieser Zustand auf einer Ebene nah verbunden hat und auf anderer Ebene auch auseinanderdividiert hat, da wir an das Gegenüber Erwartungen hatten, die einfach nicht erfüllt werden konnten. Auch hier konnte uns zum Glück eine sehr gute Therapeutin helfen, die ihre Schützlinge nicht mit Samthandschuhen anpackt. Doch für uns scheint dies der richtige Weg zu sein.

So möchte ich gerne, mit der Erlaubnis meines Mannes, eine Situation schildern, die mir vermutlich für den Rest meines Lebens ein Grinsen ins Gesicht zaubern wird, wenn ich daran denke.

Ich hatte in der Zeit, als ich sehr schwach war und vor allem die Klinik in Stuttgart schon sehr verwunderlich reagierte, immer Druck auf meinen Mann ausgeübt, er soll doch mal bitte in die Konfrontation gehen, in meinem Namen. Dies ist aber nicht die Art meines Mannes.

Er wird immer neben mir stehen. Er wird mich bis nach Honolulu fahren, wenn ich zur Behandlung dort hinmüsste, aber er ist niemand, der in die Konfrontation geht.

Diese Forderung von mir und sein nicht können hat uns zeitweise so auseinandergebracht, dass wir nur noch einen Weg sahen und dies war ein Termin bei der sehr guten Therapeutin. Allerdings ist am Abend davor unser Streit so eskaliert, dass Dieter in sein Auto gehüpft ist und schon Richtung Stuttgart zur Therapeutin gefahren ist. Obwohl wir eigentlich nach dem Termin noch für ein paar Tage an den Bodensee wollten, als Abschiedstour mit dem VW-Bus.

Somit war er morgens pünktlich als erster bei der Therapeutin, mein Termin war im Anschluss, so dass wir uns nur noch kurz auf der Straße trafen und ich ihm die im überstürzten Abreisen vergessene Sachen überreichen konnte.

Bei meinem Termin habe ich dann erfahren, dass die Therapeutin uns geraten hat für einige Zeit getrennt zu wohnen und uns nur dafür zu treffen, wenn wir z. B. zusammen ins Kino gehen, da unser Aufeinanderprallen inzwischen so in eine Sackgasse geführt hatte, was auf engem Raum schwer wieder zurecht zu biegen sei.

Meinen Zahn, die Forderungen, dass Dieter „endlich mal in Konfrontation mit den Behandlern" gehen soll hat sie mit wenigen Sätzen gezogen. Einfach und daher für mich genial.

Sie sagte: „Petra, du hast einen Kohlrabi geheiratet. Mit deinen Forderungen versuchst du einen Paprika aus ihm zu machen.
Ein Kohlrabi ist kein Paprika."

Meine Entgegnung: „Der Kohlrabi soll wenigstens sagen, ich kann nicht Paprika."

Hierauf sagte sie: „Das kann der Kohlrabi auch nicht! Du weißt dies doch!"

Ja, da hatte sie recht. Ich habe einen Kohlrabi geheiratet, weil Kohlrabis einfach toll sind. Nicht in jeder Situation, aber im Großen und Ganzen halt schon.
Mir ist dann auch klar geworden, dass wir beide mit dem gleichen Problem zu kämpfen hatten. Ich bin in unserer Beziehung der Rettich. Und Dieter war immer versucht mich zur Zucchini zu machen. In Auseinandersetzungen, die ich gerechtfertigt geführt hatte, hatte er mich immer versucht zu stoppen.

Dies war für mich eine sehr hilfreiche Einsicht.

Ein weiteres Grundproblem, welches wir von Anfang an in unserer Beziehung versuchten zu bearbeiten, war, dass Dieter von seiner ersten Ehe mit einer selbstmordgefährdeten Frau, die ihre Probleme mit Alkohol, Tabletten und mehreren Selbstmordversuchen versuchte zu entfliehen, sehr geprägt war. Er war immer sofort in Stress, wenn wir eine Auseinandersetzung hatten. Egal, wie oft ich ihm sagte, dass ich nie und nimmer so reagieren werde. Die Prägung in ihm war enorm stark und hat oft sein Handeln in Auseinandersetzungen beeinflusst.

Ich bin nach meinem Termin wieder zurück nach Enzklösterle gefahren, Dieter an den Bodensee, da er dort noch einen seiner letzten Kurse zu halten hatte.

Wir waren nach der Therapiesitzung nicht in Kontakt. Wir ließen das Gesagte erst einmal auf uns wirken. Es stand ja auch im Raum, dass tatsächlich einer von uns diese räumliche Trennung vollziehen wollte.

Ich wusste auch nicht, ob er evtl. noch ein paar Tage dranhängen wollte, somit hatte ich keine Ahnung, wann er wieder nach Hause kommt. Dieser Abstand hat erst einmal gutgetan, um mich selbst zu sortieren.

Die Spaziergänge haben mir sehr gutgetan. Beim Wandern sortieren sich meine Gedanken immer am besten. Hierbei hat sich bei mir dann klar herausgefiltert, dass ich mit allen Möglichkeiten gut weiterleben kann. Aber am liebsten ist mir das Beisammenbleiben. Ich bekam von meinem Innersten auch nochmal deutlich die Bestätigung, dass ich Dieter an meiner Seite haben möchte. Kein

Irgendjemand, falls Dieter sich gegen mich entscheiden sollte. Dann lieber allein. Aber auch damit würde ich klarkommen. Es würde mich eine Zeitlang traurig machen, aber es würde mir nicht den Boden unter den Füßen wegziehen. Dies war für mich eine sehr gute Antwort aus meinem Innersten.

So genoss ich die Zeit für mich. Es war ein Freitag im Oktober. Ich war in recht guter Stimmung. Wie jedes Jahr lief im SWR 1 Radio die Hitparade, die sich Richtung Freitagabend mehr und mehr steigert. Da jagt dann ein guter Hit den nächsten.

Ich saß auf meinem Sofa, lauschte der Musik und dann kam „An Tagen wie diesen".

Bei dem Lied kann ich nicht sitzen bleiben.

Ich bin aufgesprungen, hab das Radio bis zum Anschlag aufgedreht, bin mit Blick auf den Garten durch das Wohnzimmer gehüpft. Lebensfreude pur. Das tat so gut.

Als das Lied aus war, habe ich die Lautstärke wieder auf normal gedreht, dreh mich im Wohnzimmer um und mich hat vor Schreck fast der Schlag getroffen. Wer stand im Türrahmen und hat mir zugeschaut? Dieter.
Wir konnten nicht anders, als dass wir beide erst mal in Gelächter ausgebrochen sind.

Sofort war die ganze Anspannung zwischen uns verflogen.

Ich denke immer wieder, hier hat „ganz oben" jemand an einer Strippe gezogen, dass Dieter gerade dann heim gekommen ist, als ich total fröhlich durch das Wohnzimmer flippte. Mit seiner alten Prägung war seine alte Angst hochgekommen, was wartet zu Hause auf mich? Alkohol? Tabletten? Depression?

Aber eine hüpfende Partnerin, die eigentlich damit rechnen muss, dass der Partner evtl. auszieht, damit hat er nicht gerechnet.

Sein Satz: „So geht es dir also, wenn ich nicht da bin." War mit einem erleichternden Grinsen gesagt. Und ich bin der Meinung, die alte Angst hat bis heute das Haus verlassen, wenn wir eine Diskussion führen. Woran wir uns immer wieder gegenseitig erinnern müssen, dass hier ein Kohlrabi einen Rettich geheiratet hat. Aber auch dies spurt sich inzwischen mehr und mehr ein. Auch wenn der Rettich den Kohlrabi manchmal am liebsten kompostieren würde und der Kohlrabi den Rettich zurück in den Boden drücken möchte. Wir wissen, was wir aneinander haben.

Nachdem ich dieses Skript fertig gestellt hatte, hat mir der Zufall ein Kinderbuch in die Hände gespielt. Freunde hatten als Gastgeschenk das Buch: „In deinem Herzen wohnt das Glück" mitgebracht, da ich kurz davor war, meinen 2. Geburtstag zu feiern.

Dieses Buch ist ein absolut entzückendes Kinderbuch. Geschrieben von einem Herzchirurgen und illustriert von einer tollen Künstlerin.

Den Herzchirurgen habe ich im Internet recherchiert und festgestellt, dass er ein Buch geschrieben hat mit dem Titel: „Der Takt des Lebens."

Dieses Buch war innerhalb kürzester Zeit in meinen Händen und ist mir aus dem Herzen geschrieben. Vor allem macht es mich sehr glücklich, da hier ein Mensch seinen Werdegang beschreibt, wie er als guter Herzchirurg den Weg der Neugier gegangen ist und irgendwann dort ankam, wo er feststellte, das Herz kann nicht losgelöst vom Körper angeschaut werden.

Alles was er in diesem Buch beschreibt, hat mich bis ins Innerste angerührt.

Per Mail habe ich mit ihm Kontakt aufgenommen, um zu fragen, ob er sich vorstellen könnte, mit mir zusammen einen Weg auszuprobieren, wie wir mein Herz vom Herzschrittmacher entwöhnen könnten. Aber nachdem er sich meine Unterlagen hat zumailen lassen, diese geprüft hat, gab er mir die Einschätzung, dass mein Herzle wohl nicht mehr ohne Schrittmacher auskommt, da inzwischen so gut wie keine eigene Tätigkeit mehr vorhanden ist. Kurz war ich darüber nochmal traurig...

Aber, ich freue mich jeden Tag, dass ich noch lebe. Mein Fahrrad weitere viele, viele Kilometer mein Begleiter bleiben wird, ich jetzt endlich, mit zwei Jahren Verspätung, einen Teil des Bodensees umwandert habe, meine erste große Etappe, von Meersburg bis Bregenz an drei Tagen.

Weil, das Leben ist schön und kostbar. Und es ist jetzt.

P.S. Ich kann nur sagen, zum Glück gibt es heute Rechtschreibprogramme... ☺

Trotzdem habe ich mein Skript zum Korrekturlesen meiner früheren Kollegin und inzwischen auch Freundin zukommen lassen. Hier mein herzlicher Dank für die Mühe und die guten Rückmeldungen.

Dann habe ich mir noch überlegt, dass es gut wäre, das Skript erst einmal von jemandem durchlesen zu lassen, der mich als Mensch so gut wie nicht kennt. Hier ist mir mein „Schutzengelchen" eingefallen. Die Frau, welcher ich seinerzeit am Supermarkt den getöpferten Engel an die Windschutzscheibe gelegt habe. Sie war auf meine Rückfrage, ob sie dies für mich machen würde, sofort begeistert, obwohl sie sehr, sehr wenig Zeit übrig hat. Ihre sehr freundliche und ausführliche Rückmeldung war mir sehr wichtig.

Die beiden sind nun „schuld", dass ich tatsächlich den Mut fand, dieses Skript einem Verlag zuzusenden, um mein Werk dann als fertiges Buch wieder in den Händen zu halte.

Vielen Dank Euch allen.